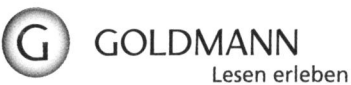
GOLDMANN
Lesen erleben

Buch

Stress, verspannte Schultern, Rückenschmerzen, aber keine Zeit zum Entspannen? Prof. Dr. Norbert Fessler hat ein Programm entwickelt, mit dem man ganz einfach Energie tanken kann. Ob im Büro, in der Bahn oder vor dem Fernseher: Die als »Karlsruher Entspannungs-Training« (KET) bekannten Übungen sind jederzeit ohne großen Aufwand umsetzbar und führen im Nu zu neuer Konzentration, innerer Ruhe und geistiger Frische. Aber kann man sich innerhalb weniger Minuten wirklich spürbar entspannen? Ja, kann man! Die 9 ganzheitlich ausgerichteten Kurzprogramme helfen nachweislich bei Verspannungen, Schmerzen und Überlastung. Und nicht nur das: Jede Bewegungsfolge führt zu neuer Konzentration, innerer Ruhe und geistiger Frische.

Autor

Prof. Dr. Norbert Fessler lehrt seit 2006 am Institut für Bewegungserziehung und Sport der Pädagogischen Hochschule Karlsruhe. Dort bildet er junge Sportlehrer und Sportlehrerinnen aus und erforscht mit seinem Team, welche Methoden Kindern und Erwachsenen am wirksamsten helfen, auch in größtem Stress achtsam und gelassen mit sich umzugehen. Er gründete 2010 das Karlsruher Entspannungs-Training (KET), eine Akademie für Körperbildung, Stressbewältigung und Entspannung.

Prof. Dr. Norbert Fessler

Rasant entspannt

Muskelentspannung
für zwischendurch

GOLDMANN

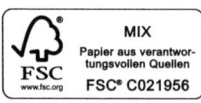

Verlagsgruppe Random House FSC® N001967

1. Auflage
Vollständige Taschenbuchausgabe Dezember 2017
Wilhelm Goldmann Verlag, München,
in der Verlagsgruppe Random House GmbH,
Neumarkter Straße 28, 81673 München
© 2013 TRIAS Verlag in MVS Medizinverlage Stuttgart GmbH & Co. KG,
Oswald-Hesse-Str. 50, 70469 Stuttgart
Umschlaggestaltung: UNO Werbeagentur, München
Umschlagmotiv: GettyImages/DigitalVision/Yuri_Arcurs
Fotos Innenteil und Umschlaginnenklappe: Holger Münch, Stuttgart
Bildredaktion: Christoph Frick
Satz: Satzwerk Huber, Germering
Druck und Bindung: Litotipografia Alcione srt., Trento
CH · Herstellung: IH
Printed in Italy
ISBN 978-3-442-17721-9
www.goldmann-verlag.de

Besuchen Sie den Goldmann Verlag im Netz:

Inhalt

SPECIAL

Vorwort

Gesundheit, Wohlbefinden und Glück sind uralte Themen der Menschheits- und Kulturgeschichte. Sie gründen sowohl auf den philosophischen und heilkundlichen Traditionen der klassischen Antike, z. B. den europäischen Ansätzen des Hellenismus, als auch auf den antiken Wissenschaften vom gesunden, langen und möglichst stressfreien Leben wie im Ayurveda. Auch der bewegte Körper wurde zu allen Zeiten und in allen Kulturen einbezogen. Man denke an alte Heilgymnastiken wie Yoga oder Tai-Chi.

Im europäischen Mittelalter wurden aus den ursprünglichen Grundsätzen heraus Regeln einer gesunden Lebensführung für eine zunehmend breite Bevölkerungsschicht abgeleitet. Sichtbarer Ausdruck dafür ist heute die boomende Ratgeberliteratur zu sämtlichen Themen der Gesundheit und die Nachfrage nach gesundheitsfördernden Möglichkeiten. Die Kunst besteht jedoch darin, die Gesundheit zu erhalten. Jeder von uns sollte deshalb achtsam und verantwortungsbewusst mit seinem Körper umgehen, damit nicht Krankheit die Regel, sondern die Ausnahme bildet. Neuere Studien zeigen, dass durch gezieltes Training Körper und Geist bis ins hohe Alter fit gehalten werden können. Es ist daher nie zu spät, damit anzufangen und sich auch im Alltag eine gesunde Lebensweise anzueignen.

Dabei ist stets darauf zu achten, sich auch Auszeiten zu gönnen und das richtige Maß zwischen (positivem) Stress und Entspannung zu finden. Denn im täglichen Leben wird uns mehr und mehr Leistung in immer kürzerer Zeit abverlangt – sei es im Berufsleben oder im Familienalltag. Nicht zuletzt versuchen deshalb zahlreiche Menschen, sich nach einem anstrengenden Tag in einem Fitnessstudio auszupowern und so psychischen Stress über den Körper abzubauen. Das kann in der Tat kurzzeitig stressreduzierend und entspannend wirken. Die Fitnessbranche boomt und mit ihr die Trainingsstudios, weil kreative Köpfe ständig neue Fitnesstrends mit Wellness-, Gesundheits- oder Energieversprechen entwickeln, um ihr »atemloses« Publikum immer wieder neu zu begeistern und als Zahlkundschaft zu halten.

Es gibt aber noch andere Möglichkeiten, wie Sie Körper und Geist fit halten, Stress vermindern und Beschwerden, wie Rückenschmerzen oder Verspannungen, entgegenwirken können. Eine davon sind die unter meiner Leitung entwickelten Selbstinstruktiven Körper-Achtsamkeitsprogramme, kurz SeKA genannt. Diese können Sie jederzeit und jeden Tag selbstständig durchführen – ob im Büro oder im Alltag zwischendurch –, denn sie beanspruchen wenig Zeit, verursachen keine Kosten, und Sie benötigen keine besonderen Geräte und Materialien. Aber das Wichtigste dabei ist: Sie lernen, wieder achtsam mit Ihrem Körper umzugehen, denn es werden alle wichtigen Körperbereiche einzeln und bewusst angesprochen – von den Augen über die Schultern bis zu den Füßen.

Der nur auf den ersten Blick widersprüchliche Buchtitel »Rasant entspannt« bedeutet deshalb, dass Sie ohne Vorkenntnisse und mit geringem Zeitaufwand jederzeit Körper und Geist wirksam entspannen und das persönliche Wohlbefinden steigern können.

Dieser Ratgeber beinhaltet SeKA-Programme für Erwachsene, die mitten im Leben stehen. Wenn Sie die hier vorgestellten Programme gezielt durchführen, helfen sie Ihnen, die rechte Abfolge von Spannung und Entspannung im beruflichen und privaten Alltag zu erspüren und damit dauerhafte Verspannungen und Fehlspannungen zu vermeiden. Mit diesen Übungen werden Sie sich im eigenen Körper wohlfühlen: Sie wirken mental entspannend, energetisierend, bauen Stress ab und sind in diesem Sinne ein ganzheitliches, für Körper und Geist wirksames und vorbeugend ausgerichtetes Verhaltenstraining. Probieren Sie es doch einfach aus und erhalten beziehungsweise fördern Sie so Ihre körperliche und geistige Gesundheit.

Prof. Dr. Norbert Fessler

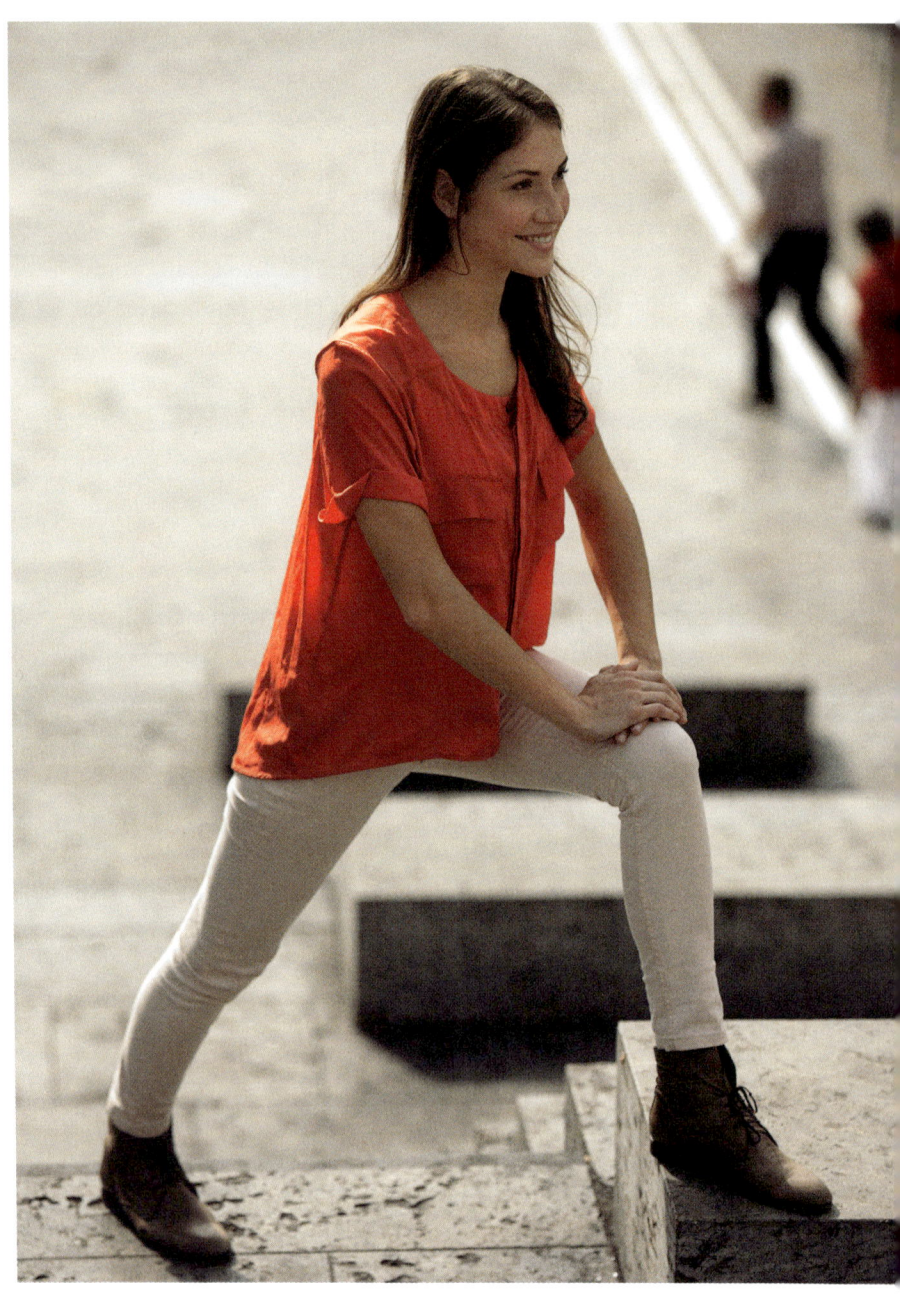

So entspannen Sie rasant

In der heutigen schnelllebigen Zeit sehnen sich Körper und Geist mehr denn je nach einer Auszeit. Allein wenige Minuten täglich genügen, damit Sie wieder achtsamer mit Ihrem Körper umgehen und zu Ihrer inneren Balance finden – also Ihr seelisches Gleichgewicht wieder ins Lot gebracht wird.

Einführung in die Achtsamkeitsprogramme

Hier erfahren Sie alles zu den Grundlagen der Programme, warum ein entspannter Körper auch den Geist entspannt, Sie sich mit den Übungen auf Dauer fit halten und was Körperachtsamkeit eigentlich bedeutet.

Mit einem entspannten Körper leben

Leben in der Gemeinschaft bedeutet, dass wir lebenslang sozialisiert und dabei auch zwangsläufig fremdbestimmt werden – sei es im Beruf durch den Chef, in der Familie durch die Kinder oder in der Freizeit durch Freunde. Konkurrenzdenken und Leistungsdruck im beruflichen Umfeld, familiäre Anforderungen, alltägliche Belastungen durch Lärm oder Verkehr, sogar die Freizeitgestaltung verursachen ernst zu nehmende Stresssituationen. Nehmen sie überhand, schwächen sie auf Dauer Körper und Geist und beeinträchtigen die Gesundheit. Mit den vielfältigen Anforderungen gut zu leben und diese kontrollieren und regulieren zu können, krankmachenden Stress also erst gar nicht zuzulassen, wird eines der großen zu lösenden, gesundheitlichen Problemstellungen des 21. Jahrhunderts sein.

Anspannung und Entspannung sind eng miteinander verbunden

Gesund zu bleiben und sich wohlzufühlen hängt entscheidend davon ab, ob es gelingt, immer wieder mal bewusst bei sich selbst zu sein und entspannen zu können. Im täglichen Leben stehen wir jedoch ständig unter

Die SeKA-Programmprofile auf einen Blick

- *Handlungsprofil: körperbasiert, achtsam, selbstinstruktiv*
- *Anwendungsprofil: im Alltag und bei der Arbeit, jederzeit und überall, einfach und schnell durchführbar*
- *Wirksamkeitsprofil: ganzheitlich für Körper und Geist, persönlichkeitsbildend und konzentrationsfördernd, funktional als Prävention gegen Zivilisationskrankheiten wie Rückenschmerzen oder Herz-Kreislauf-Erkrankungen, nachhaltig wirksam*

Strom, wir sind demzufolge genau das Gegenteil, nämlich angespannt. Nun sind Anspannung und Entspannung natürliche Gegenspieler und biologisch miteinander verzahnt. Die fortwährende Anspannung trifft in der modernen Gesellschaft vor allem diejenigen, die immer auf dem neuesten Stand sein und mithalten möchten. Das benötigt viel Energie. Bei der damit einhergehenden Stressdichte gehen nicht nur Entspannungszeiten mehr und mehr verloren, sondern besonders auch die Fähigkeit, sich zu entspannen. Sportliche Betätigung hilft zwar, körperlichen und psychischen Stress zu reduzieren, um aber gezielt auf Entspannung umschalten zu können, sind Entspannungstechniken wie Yoga oder Qigong nachhaltiger. Sie sind allerdings nur wirksam, wenn sie auf Dauer betrieben werden. Das wiederum ist oft mit Kosten und einem hohen Zeitaufwand verbunden.

Gabriele, 48 Jahre

»Ich fühle mich selbstbewusster

Meine Schulterpartie fühlt sich nach der Durchführung des Schulterprogramms jedes Mal wie geschmiert an. Ich halte mich im Alltag viel aufrechter und fühle mich dadurch auch selbstbewusster.«

Wie die Achtsamkeitsprogramme wirken

Eine wichtige Lebenshilfe sind deshalb Übungsprogramme, die zum einen mit relativ wenig zeitlichem und materiellem Aufwand Stress reduzieren und spürbar entspannend wirken, daher zugleich effektiv und effizient sind. Zum anderen ist es bedeutsam, dass ein solches Trainingsprogramm dazu führt, dass Sie jederzeit kontrolliert, also selbstinstruktiv, abschalten können – vor allem dann, wenn Sie sich in stressigen Situationen befinden.

Mit den SeKA-Programmen, den Selbstinstruktiven Körper-Achtsamkeitsprogrammen, stellen Sie einen intensiven Kontakt zu Ihrem Körper her und fördern das Zusammenwirken von Körper und Geist. Diese Programme wirken entspannend und beinhalten ein Training der Körperwahrnehmung, Konzentration, Kognition und Achtsamkeit in einem.

Tanken Sie regelmäßig Energie

Die SeKA-Programme ermöglichen es Ihnen, sich in Alltag und Beruf zwischendurch Momente des Wohlfühlens zu gönnen. Nehmen Sie sich täglich eine kleine Auszeit, um Energie und Kraft zu tanken und Balance in Ihren persönlichen Lebens- und Berufsalltag zu bringen. Spüren Sie in Ihren Körper hinein und werden Sie sich der Bedürfnisse Ihres Körpers bewusst. Nur dann können Sie diese gezielt befriedigen und sich in Ihrer Haut wohler fühlen. Wenn Sie regelmäßig trainieren, werden Sie weiterhin feststellen, dass Ihnen die mit den Übungen einhergehenden Körpermeditationen helfen, Ihre persönliche Mitte zu finden. Denn ein harmonisch arbeitender Körper wirkt auf Person und Persönlichkeit. Sie führen dazu, sich seiner selbst und der eigenen Lebensführung bewusster zu werden und über die erlernte Achtsamkeit die Beziehung zwischen Körper und Geist auch im Alltag immer wieder erspüren und selbsttätig regulieren zu können.

Mit einer entlasteten Psyche steigern Sie Ihr körperliches Wohlbefinden

Mit dem SeKA-Training verbessern Sie Ihre Fähigkeit, sowohl auf psychische Anspannungen wie Ängste als auch auf physische Belastungen wie muskuläre Dysbalancen unmittelbar und differenziell mit gezielten körperbasierten Entspannungsübungen zu reagieren. Mit der Zeit wird es Ihnen gelingen, bewusst und kontrolliert belastende Erregungszustände zu beeinflussen. Physisch bedeutet das, dass Sie die Muskelspannung reduzieren und Atmung, Puls und Blutdruck regulieren können. Somit wird auch im psychischen Sinne der Kopf frei, Belastungen werden relativiert, Aggressionen vermindert und Stress abgebaut. Die SeKA-Programme arbeiten nach den Prinzipien des entspannten Bewegens und des bewegten Entspannens. Die in diesem Zusammenhang durchgeführten wissenschaftlichen Studien belegen, dass sich nach einem circa zehnminütigen Training die untersuchten Probanden subjektiv wohler, frischer, entspannter und sogar konzentrierter fühlten. Aussagen von Teilnehmerinnen und Teilnehmern an den Studien, die hier in der Einführung als Zitate wiedergegeben werden, verdeutlichen dies.

Hendrik, 35 Jahre

»Ich bin viel entspannter

Das Kieferprogramm hat mir deutlich gezeigt, dass ich viel zu verbissen arbeite. Nun nehme ich wahr, wenn ich die Zähne zusammenbeiße, und kann die Spannung sofort lösen. Das tut mir richtig gut!«

Wie Achtsamkeit trainiert wird

Erst durch das regelmäßige Durchführen der Programme gelangen Sie zu einem meditativen Training, das Sie achtsamer mit sich selbst und anderen umgehen lässt.

Achtsamkeit ist in buddhistischen Traditionen ein geläufiger Begriff und Teil verschiedener Meditationspraktiken. Auch in den SeKA-Programmen wird darunter die Lenkung der Aufmerksamkeit auf den gegenwärtigen Moment und die mit diesem Moment verbundenen realen Vorgänge verstanden. So ist es für die Effektivität der Programme elementar, die spezifischen Bewegungen des Körpers konzentriert wahrzunehmen und dabei gleichzeitig die Vorgänge im Körperinneren zu erspüren.

Dabei verleihen die Übungen dem Körper nicht nur situationsbedingt mehr Wohlbefinden, sie wirken, funktional betrachtet, auch präventiv: Sie können Beschwerden wie Nackenverspannungen oder Rückenschmerzen vorbeugen, Schmerzen lindern und chronisch-degenerative Erkrankungen (Zivilisationskrankheiten) vermeiden helfen, wie etwa muskuläre Dysbalancen oder Gelenkverschleiß. Damit werden Ansätze der sogenannten »evidence-based practice« (EBP) für eine nachhaltigere und individuell verantwortete Gesundheitsförderung verfolgt, wie sie vom Europabüro der Weltgesundheitsorganisation (WHO), von der EU-Kommission und von der International Union for Health Promotion and Education gefordert werden.

Für jeden Körperbereich ein Programm

Aus dem Wissen heraus, dass sich Stress im Körper in unterschiedlichen Regionen absetzt und sich im muskulären Apparat beispielsweise in Form von Verspannungen und Verhärtungen manifestiert, sind die hier vorgestellten Achtsamkeitsprogramme auf die einzelnen Körperbereiche ausgelegt und nicht auf den gesamten Körper. Nehmen Sie einzelne Körperteile fokussiert wahr, erreichen Sie ein intensiveres und gezielteres Ergebnis – Ihre Achtsamkeit wird auf Gefühle und Empfindungen wie Ärger oder Frust gelenkt.

Es gibt insgesamt neun Programme: In der Kopfregion konzentrieren sich diese auf Augen, Kiefer und Nacken, beim Oberkörper auf Schultern, Brustkorb, Rücken und Hände sowie beim Unterkörper auf Beine und Füße. Am Ende des Buches finden Sie zusätzlich verschiedene Übungskombinationen für den gesamten Körper, die auf unterschiedlichste Alltagssituationen wie Fernsehen oder Spazierengehen zugeschnitten sind. Starten Sie mit diesen zusätzlichen Übungskombinationen erst, wenn Sie schon mit den vorangegangenen Grundprogrammen vertraut sind.

Adrian, 45 Jahre

»Meine Augen fühlen sich frisch an

Das Augenprogramm hat mir gezeigt, dass meine Augen tatsächlich Muskeln haben und dass diese trainiert werden können. Ich fühle mich nach dem Training erfrischt und kann mich am Bildschirm viel besser konzentrieren.«

Bevor Sie loslegen, ein paar Hinweise

Da das Achtsamkeitstraining über den Körper hinaus auch die Psyche beeinflusst, also somatopsychologisch wirkt, müssen Sie beim Üben – anders als bei einem Training von Sportarten oder einem Bewegungstraining im Fitnessstudio oder Sportverein – folgende Übungsprinzipien beachten:

- Zu Beginn des Trainingsprogramms empfiehlt es sich, während der Übungen die Augen zu schließen. So können Sie den Bewegungsablauf besser fühlen und wahrnehmen.
- Um die Programme kennen zu lernen und deren Wirkung zu erfahren, sollten Sie diese mehrmals komplett bewusst durchführen. Das jeweilige Programm dauert nur wenige Minuten.
- Daher sollten Sie die Programme anfangs allein durchführen, auch wenn es vielleicht in einer Bürogruppe oder im Freundeskreis mehr Spaß macht.
- Wenn nicht anders angegeben, können Sie die Übungen stehend, sitzend oder liegend durchführen.
- Führen Sie die Übungen langsam, fließend und entschleunigt durch, um sich verstärkt auf die jeweilige Körperpartie zu konzentrieren. Nur mit ruhigen Bewegungen können sich Ihre Körperwahrnehmung und Körperachtsamkeit für den Alltag entwickeln, und Sie erkennen während der Ausführung möglicherweise vorhandene Probleme: Läuft beispielsweise die Bewegungsausführung rund, oder ist der Bewegungsspielraum eingeengt? Ist die Übung unangenehm, habe ich Beschwerden oder gar Schmerzen während der Bewegung?

- Versuchen Sie ruhig, Ihren individuellen Bewegungsspielraum ganz auszuschöpfen, ohne dabei aber über Ihre Grenzen zu gehen.
- Lassen Sie Übungen aus, wenn Sie Ihnen nicht guttun, Ihnen dabei unwohl ist oder Sie Schmerzen haben. Beraten Sie sich gegebenenfalls mit Ihrem Arzt oder Physiotherapeuten.
- Haben Sie gesundheitliche Probleme wie Augenkrankheiten, Probleme mit der Wirbelsäule (etwa einen Bandscheibenvorfall) oder künstliche Gelenke, oder liegen akute Verletzungen sowie kürzlich durchgeführte Operationen vor, dann klären Sie zuvor mit Ihrem Arzt, ob und wie Sie ein Training durchführen können.

Und bitte beachten Sie Folgendes:

- Die Übungen zielen darauf ab, dass Sie mit zunehmendem Training die jeweilige Körperregion als gefühltes Bild im Kopf visualisieren können und im Alltag schnell wissen, was Ihrem Körper gerade guttut.
- Langsam durchgeführte, bewusste Bewegungen setzen voraus, dass sich der Kopf auf den Bewegungsablauf konzentriert und das »Drumherum« abgeschaltet wird. So lässt das SeKA-Training den Geist ruhig und das Bewusstsein hellwach werden.

> Sonja, 31 Jahre
> ### »Mein Körperbewusstsein ist gestiegen
> *Nie habe ich zuvor meine Hände so klar wahrgenommen wie nach der Durchführung des Handprogramms. Ich schenke nun auch kleineren, vermeintlich selbstverständlicheren Bereichen meines Körpers mehr Beachtung.«*

Die Wissenschaft hinter SeKA

Körperfunktionen regulieren zu können – wie etwa die Muskelspannung zu reduzieren oder den Puls und Blutdruck zu senken – bedeutet, wie wir bereits wissen, Einfluss auf die eigene Psyche nehmen zu können, also auf

Gefühle oder psychisch belastende Stresssituationen. Die SeKA-Programme verbessern demnach die Entspannungs- und Resilienzfähigkeit, d.h. die Widerstandsfähigkeit gegenüber psychischen Belastungen, und tragen zu Gelassenheit und einem besseren Stressmanagement bei.

Bei diesen Vorgängen stehen, wissenschaftlich betrachtet, unsere Nervenzellen im Mittelpunkt. Sie sind immer auf der Hut und versuchen, zwischen außen (Umwelt) und innen (Körper und Geist) zu vermitteln. Sie stehen deshalb unter Dauerspannung und verarbeiten Wahrnehmungen, Gedanken oder Empfindungen, indem sie erregenden oder hemmenden Einfluss auf die Zellen der Zielorgane nehmen. Wirken also äußere Reize auf uns ein, senden die auf eine Erregungsleitung spezialisierten Nervenzellen, sogenannte Neuronen, die Botschaft über Axone, die faserartigen Fortsätze einer Nervenzelle, zu anderen Zellen, beispielsweise in Herz, Magen oder Darm. Diese Informationsübertragung erfolgt mittels Botenstoffen wie Adrenalin und Noradrenalin, die auf den Sympathikus, einen Teil des vegetativen Nervensystems, erregend wirken. Daraufhin gerät der Körper aus seiner Grundspannung heraus in einen höheren Spannungszustand, um den von außen kommenden Gefahren oder erfreulichen Ereignissen sofort und angemessen begegnen zu können. Denn der Körper unterscheidet nicht zwischen positivem Stress (Eustress) und negativem Stress (Disstress). Ebenso können unterschiedliche Situationen und Empfindungen Stressreaktionen auslösen: Verletzungen, Operationen, Schmerzen, Kälte erzeugen körperlichen Stress. Ärger, Angst oder Aggressionen, aber auch Freude resultieren in psychischem Stress.

Michaela, 45 Jahre

»Mein Nacken ist fast schmerzfrei

Nach dem Nackenprogramm wurde mir bewusst, dass ich selbst etwas gegen meine Schmerzen und Verspannungen tun kann. Mit den einfachen, aber gleichzeitig variablen Übungen kann ich zwischen intensiver und sanfter Ausführung wählen.«

Diese (überlebens-)wichtige biologische Reaktion gerät aus den Fugen, wenn die auf uns einwirkenden Reize zu intensiv, aber auch zu häufig sind und über Tage und Wochen andauern. Die Nervenzellen werden dann nach und nach überlastet, feuern vorschnell und ständig Botschaften in den Körper. Sie »melden« permanent stressige Umweltsituationen. Die Folge: Chronischer Stress stellt sich ein. Besonders schädlich ist dieser, wenn er nicht mehr abgeleitet werden kann – auch über den Körper nicht – und der Kopf deshalb nicht mehr abschalten kann.

Und genau hier setzen die SeKA-Programme an. Die geforderte Körperkonzentration bei der Übungsausführung legt quasi den Schalter um: Die Außenwelt und damit verbundene Umwelteinflüsse werden ausgeschaltet, weil man sich gedanklich voll und ganz auf den eigenen Körper und die jeweiligen Körperbereiche konzentrieren muss. Es wird innere Einkehr gehalten, die Reizüberflutung für die Zeit des Übens ausgeblendet.

Um deutliche Trainingseffekte zu verspüren und sich nachhaltig zu entspannen, ist es jedoch notwendig, die Programme regelmäßig und konstant durchzuführen: Überspannungen, die sich z. B. in den Schultern oder im Kieferbereich durch Verspannungen äußern, werden so früher bemerkt, und man reagiert darauf differenzierter und sensibler.

Damit wirkt ein SeKA-Training aus physischer Sicht einem gesundheitlichen Grundproblem unserer Zeit entgegen: Die durch eine fehlende, falsche und einseitige Bewegung des Körpers verursachten muskulären Verspannungen oder Probleme mit inneren Organen, wie Verdauungsprobleme, werden bereits frühzeitig bemerkt und nicht erst dann, wenn es zu spät ist, also ein fortgeschrittenes und akutes Stadium erreicht ist.

Aus psychischer Sicht fördert ein SeKA-Training die Fähigkeit, Emotionen zu regulieren. Gut erforscht sind beispielsweise die Auswirkungen von Angst. Das Angstgedächtnis befindet sich vor allem in der Amygdala, einer Hirnregion. Sind wir nun einer akuten Angstsituation ausgesetzt, spüren wir die Folgen zunächst nicht im Gehirn, sondern im Körper mit deutlich wahrnehmbaren Symptomen wie einem erhöhten Herzschlag oder verkrampften Muskeln. Ein Angstzustand kann deshalb nicht zugleich mit einem entspannten Körper und entspannten Muskeln einhergehen. Hier setzt die Wirkung der SeKA-Programme ein. Sie verschaffen Luft, wenn ein durch Stress hervorgerufenes Angstgefühl zu entstehen droht: Das sich anbahnende »Unheil« kann durch entspannte Muskeln mit etwas Abstand betrachtet werden, die Angstsituation wird vielleicht nicht mehr als so schlimm empfunden wie zuerst gedacht. Denn der entspannte Muskel signalisiert den Gehirnzellen, dass sie nicht zu feuern brauchen: Das Angstgefühl wird relativiert.

Beate, 52 Jahre

»Meine Beine fühlen sich fit an

Das Beinprogramm hilft mir, meinen Durchblutungsstörungen entgegenzuwirken. Ich führe die Übungen nun jeden Tag durch!«

Hinweise zu Programmaufbau und Trainingsverlauf

Im Folgenden erhalten Sie einen Überblick zu den Programmen und Übungen. Sie erfahren Wissenswertes zu den einzelnen Körperbereichen und den damit verbundenen Übungen, wie die Programme aufgebaut sind und wie Sie am besten mit dem Training beginnen, aber auch, wie Sie es dauerhaft fortsetzen können.

- Zu Beginn jedes Kapitels erfahren Sie, welchen Einfluss bestimmte Umweltfaktoren oder Tätigkeiten auf den jeweiligen Körperbereich ausüben, wie etwa permanente Bildschirmarbeit, langes Stehen, mangelnde Bewegung oder einseitige berufsbedingte Belastungen bestimmter Körperteile.
- Im Anschluss daran finden Sie jeweils eine Einteilung in die drei Kategorien »Beanspruchung«, »Beschwerden« und »Schmerzen«. Sie verdeutlichen Ihnen, in welcher Form und mit welchen Auswirkungen Ihr Körper unterschiedlich stark belastet sein kann. Dabei meint »Beanspruchung« gelegentlich auftretende, leichte Symptome wie etwa Verspannungen. »Beschwerden« kennzeichnen erste Beeinträch-

Erfolg durch mehrjährige Forschungsarbeiten

Die SeKA-Programme wurden nach wissenschaftlichen Kriterien sorgfältig entwickelt:

- *Eine international angelegte Literaturrecherche diente dazu, den verschiedenen Körperteilen entsprechend diejenigen Übungen zu filtern, deren Wirksamkeit zunächst funktional-anatomisch und physiologisch-wissenschaftlich nachgewiesen und bei denen die Alltagstauglichkeit geprüft wurde.*
- *Als Nächstes wurden hunderte dieser gefilterten Übungen den relevanten Körperregionen zugeordnet und in Expertengesprächen auf etwa zehn Übungen pro Körperteil reduziert.*
- *Unter didaktisch-methodischen Leitvorgaben, wie schnelle Erlernbarkeit, zeitliche Effizienz, vielfältige Einsetzbarkeit auch in beengten Räumen, Arbeit mit Alltagsgegenständen, Entschleunigungs-, Körperwahrnehmungs- und Achtsamkeitstechniken, wurden kurze Pilotprogramme zusammengestellt. Anschließend wurden die Programme mithilfe von circa 600 Probanden evaluiert und auf Basis psychophysiologischer Parameter wie Herzschlag, Tonusveränderung oder Gefäßerweiterung, getestet.*

tigungen Ihrer Gesundheit, die regelmäßig auftreten und Sie bereits einschränken. »Schmerzen« sind als gravierendste Form anzusehen – hier leiden Sie unter permanenten Beschwerden, Ihr Körper weist degenerative Veränderungen auf wie etwa eine Arthrose.

- Es gibt neun Programme, die sich, angefangen bei den Augen, mit dem gesamten Körper befassen.
- Jedes Programm ist pro Körperregion gleichermaßen aufgebaut. Es beginnt mit einer Übung zur Wahrnehmung. Sie soll die Aufmerksamkeit aller Sinne auf das, was sich im jeweiligen Körperteil abspielt, schärfen, wie das Empfinden von Zug und Druck einer Bewegung. Die letzte Übung fördert die Achtsamkeit, indem Sie den vorherigen Übungen nachspüren. Aufforderungen wie »Fühlen sich Ihre Arme

oder Beine nun anders an? Spüren Sie Wärme, Schwere, Verspannungen oder Schmerz?« koppeln physische mit psychischen Prozessen, fördern die Achtsamkeit und sind beim nächsten Üben als gelernte Effekte schnell verfügbar.

- Zwischen der Einstiegs- und Ausstiegsübung werden je nach Körperregion fünf bis sieben Übungen angeboten, die sich an folgenden funktionalen Kriterien orientieren: Mobilisation, Kräftigung, Dehnung, Lockerung und Koordination. Dahinter verbergen sich Übungen in Anlehnung an die unterschiedlichsten Entspannungsmethoden wie die progressive Muskelrelaxation, Yoga, Massage und Akupressur oder auch die Eutonie, eine körperorientierte Methode, die das Bewusstsein steigert. Zusammen mit der Wahrnehmungsübung führen auch diese während des Trainings zur Beruhigung von Körper und Geist. Bis auf die Wahrnehmungsübung wird jede Übung durch eine Abbildung veranschaulicht.
- Einige Übungen werden im Rhythmus der eigenen Atmung durchgeführt. Sie finden deshalb oft Angaben zur Anzahl der Atemzüge. Eine bewusste Atmung beeinflusst das vegetative Nervensystem positiv: Es bringt den Körper in die richtige Balance und hält Vitalfunktionen aufrecht wie die Verdauung, den Stoffwechsel oder den Herzschlag.
- Ein Mindesttraining wird nicht vorgegeben, es gilt jedoch: Besser kürzer trainieren als gar nicht!
- Nach den Übungskapiteln folgen spezielle Übungskombinationen, zugeschnitten auf etliche Alltagssituationen. Wenn Sie schon etwas geübter sind, wählen Sie das für Sie passende Programm aus.

Jutta, 48 Jahre

»Die Bewegung meiner Füße tut mir gut

Durch das Fußprogramm weiß ich nun, wie wichtig es ist, selbst etwas für meine Füße zu tun. Die Wirkung hat mich verblüfft! Seitdem mache ich die Übungen auch im Büro.«

Der Einstieg ins Training

Es gibt viele Wege, mit den SeKA-Programmen ein Training zu beginnen. Wichtig dabei ist nur, dass Sie Lust auf das Training bekommen und Sie dieses, so oft es geht, in Ihren Alltag integrieren. Denn nur konstantes Üben führt zu einem dauerhaften Erfolg mit sichtbaren Effekten!

Der erste Schritt ist bereits getan: Sie haben sich diesen Ratgeber gekauft. Blättern Sie einfach durch, und probieren Sie diejenigen Übungen aus, die Ihnen interessant erscheinen und Spaß machen. Denn dahinter versteckt sich womöglich das Bedürfnis Ihres Körpers, dass er gerade jetzt diese Übungen braucht. Also: Wo bleibt beim Durchblättern Ihr Blick hängen?

Vielleicht ist es aber auch ein komplettes Programm, das Sie spontan durchführen möchten, weil es Sie gerade besonders anspricht. Ob es ein ganzes Programm oder nur vereinzelt Übungen sind – achten Sie zunächst auf eine unproblematische Einbindung in Ihren persönlichen Alltag und auf eine bequeme Durchführbarkeit.

Je nach Berufsanforderungen, Alltag und auch Alter hat jeder von uns meist besondere Problemzonen, denen man aktiv zu Leibe rücken will. Geht es Ihnen auch so, dann starten Sie doch mit den Körperregionen, bei denen es Sie am meisten drückt.

Trainieren Sie flexibel

Wie bei jedem Training gilt selbstverständlich auch hier: Je öfter Sie die Ihnen wichtigen Programme und Übungen in Ihren Tagesablauf integrieren und regelmäßig trainieren, desto größer ist ein dauerhafter Trainingseffekt. Versuchen Sie, vom »Muss« zum »Möchten« zu kommen. Vielleicht verspüren Sie mit der Zeit den Wunsch, zwischendurch immer mal wieder etwas Gutes für Ihren Körper zu tun – dann sind Sie auf dem richtigen Weg.

Versuchen Sie, nach und nach alle Programme kennen zu lernen, und Sie werden diejenigen entdecken, die Ihnen ganz besonders guttun.

Denn es ist durchaus möglich, dass Sie z. B. Schmerzen in einem Körperteil haben, die von einem ganz anderen Körperteil ausgestrahlt werden.

Es ist aber auch möglich, dass Sie zunächst Programme oder Übungen auswählen, die Ihnen besonders gefallen oder bei denen Sie unmittelbare positive Effekte für Körper und Geist verspüren. Bleiben Sie dabei, und integrieren Sie sie ganz selbstverständlich in Ihren Alltag. Wenn Ihnen die Übungen wirklich guttun, können Sie auch von der angegebenen Zeit oder Wiederholungsanzahl abweichen und jederzeit verlängern.

Und schließlich ist es auch möglich, dass Sie sich im Lauf der Zeit Ihr individuelles Training zusammenstellen, indem Sie Übungen aus verschiedenen Programmen kombinieren.

Sie sehen, es gibt viele Möglichkeiten, ein SeKA-Trainingsprogramm durchzuführen oder so anzupassen, dass Sie es jederzeit und überall in Ihren Lebensalltag integrieren können. Sie werden mit der Zeit ebenfalls lernen, die für Sie in der jeweiligen Lebenssituation und die für Ihre Lebensabschnitte passenden Programme und Übungen herauszufinden. So können Sie die Programme und Übungen schließlich ein Leben lang durchführen.

Und das Tolle an den SeKA-Programmen: Sollten Sie seit mehreren Wochen nicht mehr aktiv gewesen sein, ignorieren Sie Ihr schlechtes Gewissen. Machen Sie entweder da weiter, wo Sie aufgehört haben, oder wählen Sie ein ganz anderes Programm aus. Es ist allemal besser, nur ein bisschen oder immer mal wieder zu trainieren, als wegen eines schlechten Gewissens dauerhaft inaktiv zu bleiben.

Christopher, 44 Jahre

»Meine Haltung hat sich verbessert

Durch das Programm für die Lendenwirbelsäule kann ich nun viel entspannter und rückengerechter an meinem Arbeitsplatz sitzen!«

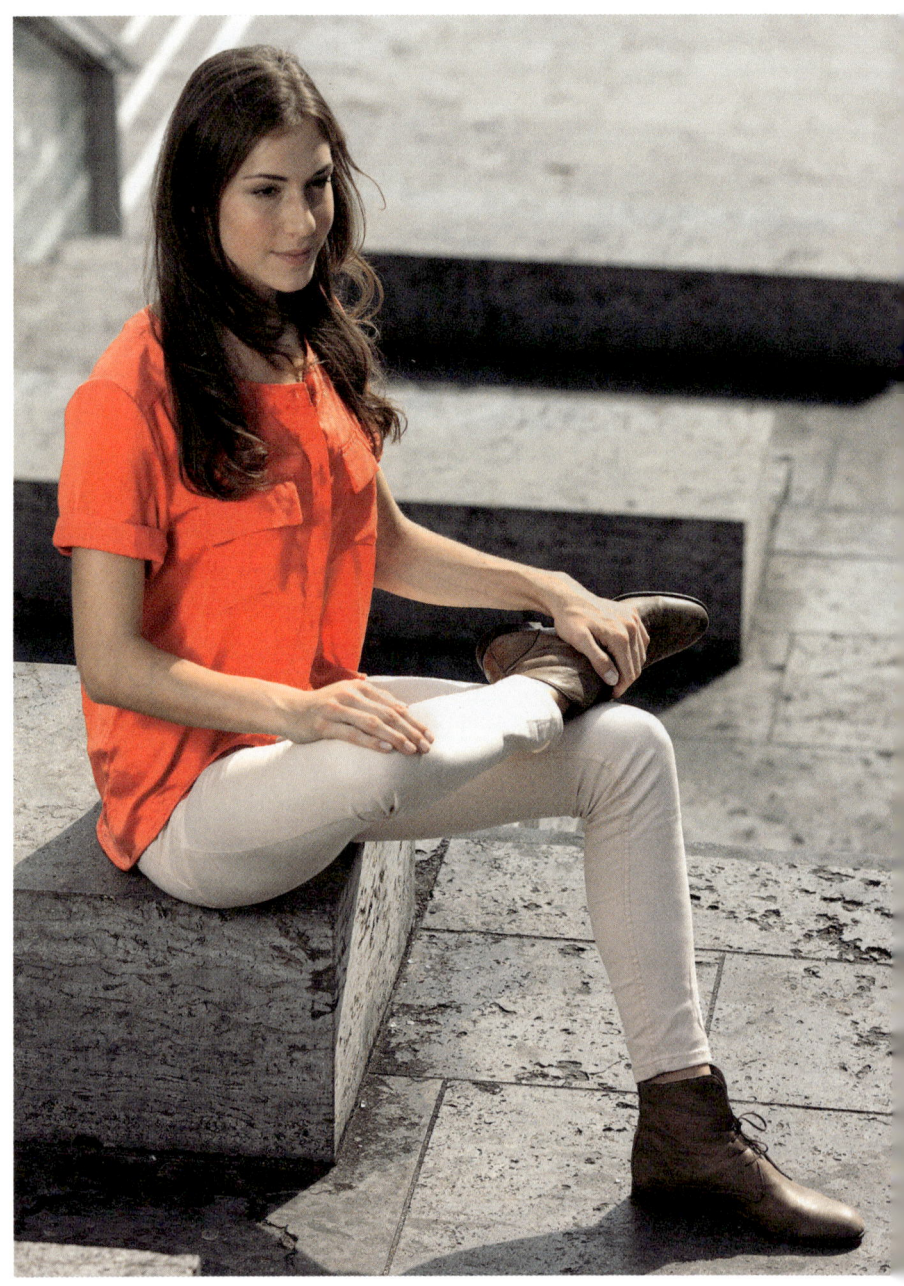

Entspannungstraining von Kopf bis Fuß

Worauf es bei Körperwahrnehmung und Achtsamkeit ankommt und welchen Effekt die Programme haben können, wissen Sie nun. Jetzt folgt die Praxis. Wo auch immer Sie sich gerade befinden – legen Sie los, und lassen Sie Körper und Geist die wohltuende Wirkung sofort erleben.

Wache Augen – scharfer Blick

So wie alle Körperteile können auch die Augen gezielt trainiert werden. Mit wenigen regelmäßig und behutsam durchgeführten Übungen gönnen Sie Ihren Augen nicht nur die nötige Entspannung, sondern halten sie auch lange fit.

Ausgleich für die Augen

Schätzungen zufolge werden 70 Prozent aller für den Menschen wichtigen Informationen über das Sehen aufgenommen. Unsere Augen müssen deshalb enormen Belastungen standhalten, vor allem in der heutigen Zeit. So ist die Konzentration auf etwas Nahes typisch für die moderne Informationsgesellschaft, etwa wenn wir vor dem Bildschirm sitzen oder mit dem Handy beschäftigt sind. Damit verbundene Reize wie künstliches Licht oder unvermeidbare schnelle Augenbewegungen belasten die Augen zusätzlich. Die Folge: Bei anstrengender Bildschirmarbeit wird beispielsweise der Lidschlag reduziert. Anstatt, wie durchschnittlich üblich, etwa 25-mal pro Minute zu blinzeln, geschieht das bei konzentriertem Blick meist weniger als die Hälfte. Dadurch wird die Augenoberfläche nicht ausreichend befeuchtet, was eine Reizung der Hornhaut nach sich ziehen kann. Durch andauerndes Sitzen wird außerdem der Stoffwechsel reduziert, sodass die Hornhaut nicht mehr mit ausreichend Kammerwasser versorgt wird.

Für die Funktionstüchtigkeit der Augen Sorge zu tragen und ihrem Bedürfnis nach Bewegung und Abwechslung zu entsprechen, heißt, sich ihrer bewusst zu werden. Dies können wir steuern, indem wir sie beispielsweise über Vitamine (insbesondere die Vitamine A, C und E) angemessen ernähren, ausreichend trinken und sie eben auch trainieren. Die folgenden, täglich durchgeführten Übungen entspannen und entlasten Ihre Augen bereits nach wenigen Minuten.

Hohe Belastungen für ein komplexes System

Das Auge ist eines der Hochleistungsorgane unseres Körpers, denn kein anderer der menschlichen Sinne beruht auf einer ähnlich komplexen Gehirnleistung wie das Sehen. Pro Sekunde nehmen unsere Augen Millionen von Informationen auf. Die Augenmuskulatur steuert sämtliche Bewegungen: Die äußeren Augenmuskeln gehören zur Skelettmuskulatur und sind für willkürliche Drehungen in alle Richtungen verantwortlich, einschließlich für das Anheben und Senken des Augenlids. Außerdem sorgen sie dafür, dass beide Augen gleichzeitig und parallel tätig sind. Selbst im Schlaf, wenn wir träumen, arbeiten die Augen weiter. Pro Tag können sie bis zu 100.000 Aktionen vollführen. Die inneren Augenmuskeln sind wiederum für die Funktion der Pupille zuständig, so etwa für den Krümmungszustand der Linse. Dieser ist relevant, um ein Objekt – ob von nah oder fern betrachtet – scharf auf unserer Netzhaut abzubilden.

Gönnen Sie Ihren Augen eine Auszeit

Beanspruchung: Zuckt eines Ihrer Augen ab und zu, vor allem bei Stress? Ertappen Sie sich immer wieder dabei, mehrere Stunden ohne Pause auf den PC- oder Fernsehbildschirm zu starren? Dann kennen Sie bestimmt das Gefühl von müden, brennenden oder gar tränenden Augen. Haben Sie sogar manchmal ein Flimmern vor den Augen oder sind vermehrt lichtempfindlich? All dies zeigt, dass Ihre Augen beansprucht sind und Entspannung benötigen.

Beschwerden: Ihre Augen fühlen sich nicht nur angestrengt an, sondern Sie haben bereits erste Beschwerden? So ist Ihnen das Phänomen der trockenen Augen, auch als »office eye syndrome« (Büroaugen-Syndrom) bezeichnet, bekannt? Haben Sie vielleicht selbst schon darunter gelitten oder leiden Sie aktuell daran? In der heutigen Zeit ist es nicht verwunderlich, dass dieses Syndrom immer häufiger auftritt. Viele Berufsbilder wie Zahnarzt, Goldschmied oder Büroangestellte erfordern eine permanente Bildschirmarbeit oder das Hantieren mit Objekten, die aus nächster Nähe bearbeitet werden müssen und noch dazu sehr kleinteilig sind. Für diese Menschen ist es besonders wichtig, regelmäßig Pausen einzulegen, um die Augen zu entspannen, damit der Blick wieder fürs Detail geschärft wird. Die kleine Erholung zwischendurch darf mehrere Minuten pro Stunde dauern. Aber auch Brillenträger, deren Sehfähigkeit von vornherein bereits eingeschränkt ist, sollten auf eine regelmäßige Entspannung besonders achtgeben. Wenn Ihr Arbeitsplatz direkt neben einem Fenster ist, lassen Sie doch immer wieder mal den Blick ins Weite schweifen oder schließen Sie zwischendurch einfach nur für einen Moment die Augen.

Schmerzen: Schmerzen Ihre Augen hin und wieder und treten parallel Nacken- und Schulterverspannungen sowie Kopf- oder auch Kieferschmerzen auf? Oder haben Sie das Gefühl, dass sich Ihre Augenbeschwerden im Zuge hormoneller Umstellungen in den Wechseljahren verstärkt haben? Grundsätzlich können Beschwerden und Schmerzen rund um die Augen in jedem Altersabschnitt auftreten, bei über 40-Jährigen nimmt die Häufigkeit erheblich zu.

Das sollten Sie beim Üben beachten: Da ein Augentraining relativ ungewohnt ist, üben Sie unbedingt mit Bedacht und entschleunigt, um Schwindelgefühle zu vermeiden!

- Vor allem für die Augen gilt: Übungen auslassen, wenn Sie Ihnen nicht guttun!

- Wenn Sie Kontaktlinsen tragen, insbesondere formstabile, ist es ratsam, diese vor Beginn der Übungen herauszunehmen. Unter Umständen kann es sonst durch die auftretende Reibung zu einer Reizung kommen.

- Sollten Sie stark kurzsichtig sein, eine Netzhautreizung oder Augenkrankheit wie den grünen Star haben, drücken Sie bei den Übungen die Augenlider nur leicht an und halten gegebenenfalls vorher Rücksprache mit Ihrem Augenarzt.

Übungsprogramm für einen »scharfen« Blick

Ihre Top 7 auf einen Blick

Wahrnehmung

1. Gönnen Sie Ihren Augen Wärme   bis 2 Min.

Mobilisation

2. Gehen Sie mit Ihren Augen auf Reisen   bis 1 Min.

3. Zoomen Sie mit Ihren Augen   bis ½ Min.

Kräftigung

4. Kräftigen Sie die Augenmuskeln   bis 1 Min.

Koordination

5. Koordinieren Sie Augen und Hände   bis 1 Min.

6. Fahren Sie Achterbahn   bis 1 Min.

Achtsamkeit

7. Kehren Sie zurück   bis 1 Min.

Wahrnehmung

Gönnen Sie Ihren Augen Wärme

Das bringt's: Mit dieser Übung wärmen Sie Ihren Augenraum und bereiten so Ihre Augenmuskeln auf die folgenden Bewegungen vor. Durch die sich ausbreitende Wärme nehmen Sie den Augenraum besser wahr.

Und so geht's

- Nehmen Sie eine bequeme und entspannte Sitzposition ein, und versuchen Sie, ruhig und gleichmäßig zu atmen.
- Reiben Sie jetzt Ihre Handflächen so lange aneinander, bis sie warm sind.
- Wölben Sie Ihre Handflächen, und bedecken Sie dann mit den hohlen Händen Ihre Augen. Dabei können Sie sich mit den Ellbogen auf einem Tisch abstützen.
- Lassen Sie Ihre Augen zunächst offen. Wenn Sie noch Lichtschlitze sehen, versuchen Sie, Ihre Finger mehr zu schließen, um die Augen weitgehend abzudunkeln. Dabei sollten Hände und Finger entspannt bleiben.
- Schließen Sie dann die Augen. Konzentrieren Sie sich auf den Augenraum, und erspüren Sie die Wärme. Lassen Sie diese so lange auf sich wirken, wie Sie möchten. Ihre Atmung ist dabei ruhig und gleichmäßig.
- Nach etwa 2 Minuten nehmen Sie die Hände bei geschlossenen Augen vom Gesicht weg. Öffnen Sie die Augen anschließend langsam, um sie wieder ans Tageslicht zu gewöhnen.

Mobilisation

Gehen Sie mit Ihren Augen auf Reisen

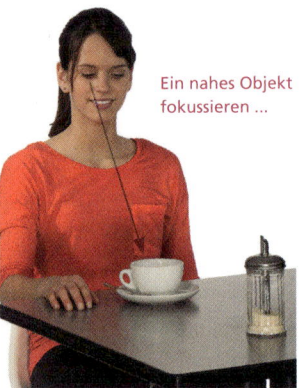

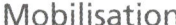
Ein nahes Objekt fokussieren ...

Das bringt's: Mit dieser Übung bringen Sie die Augenmuskeln in Bewegung und halten die Augenlinse flexibel. Sie sorgt durch das schrittweise In-die-Ferne-Blicken für eine aktive Entlastung der Augen. Sie ist besonders geeignet für Menschen, die viel am Bildschirm arbeiten.

Und so geht's

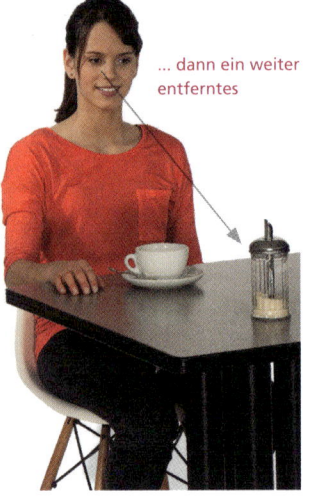

... dann ein weiter entferntes

- Wählen Sie drei bis vier Gegenstände in unterschiedlicher Entfernung aus, die Sie alle im Blick haben, ohne den Kopf bewegen zu müssen. Diese Dinge können im oder außerhalb des Zimmers sein. Das nächstgelegene Objekt sollte etwa einen Meter von Ihnen entfernt sein. Danach werden die Abstände größer.
- Nehmen Sie eine bequeme Sitz- oder Standposition ein. Ihr Blick ist geradeaus nach vorn gerichtet.
- Fokussieren Sie nun das erste Objekt. Verweilen Sie dort für 2–3 Atemzüge.
- »Reisen« Sie dann langsam zum etwas weiter entfernten Objekt, ohne den Kopf zu bewegen, und fixieren Sie es wieder für 2–3 Atemzüge.
- Führen Sie die Reise bis zum letzten Objekt fort, und treten Sie dann die Rückreise in umgekehrter Reihenfolge an.

Variation: Steigern Sie den Schwierigkeitsgrad durch eine höhere Anzahl an Objekten, aber nicht durch ein schnelleres Tempo.

Zoomen Sie mit Ihren Augen

Das bringt's: Mit dem Zoomen der Augen trainieren Sie den Wechsel zwischen Nah- und Fernblick. Gleichzeitig werden die Augenmuskeln gelockert.

Und so geht's

- Strecken Sie einen Arm gerade nach vorn aus, ballen Sie die Hand locker zur Faust, und zeigen Sie mit dem Daumen nach oben.
- Fixieren Sie nun den Daumen mit den Augen, und beginnen Sie, ihn ganz langsam zum Gesicht zu führen. Bringen Sie ihn so nah heran, dass Sie ihn noch deutlich ansehen können.
- Anschließend führen Sie den Daumen im selben Tempo vom Gesicht weg, bis der Arm wieder gestreckt ist. Behalten Sie den Daumen dabei ständig im Blick.
- In einer halben Minute können Sie das Heran- und Wegführen mehrmals schaffen. Machen Sie es aber in jedem Fall wirklich sehr langsam.

Variation: Intensivieren Sie die Übung, indem Sie sie nur mit einem geöffneten Auge durchführen. Für das andere Auge können Sie den Arm wechseln.

Wichtig: *Achten Sie darauf, dass Sie Ihre Hand in einer Linie zum Auge hin und wieder weg führen und dabei nicht den Kopf bewegen. Ihr Blick ist stets geradeaus gerichtet.*

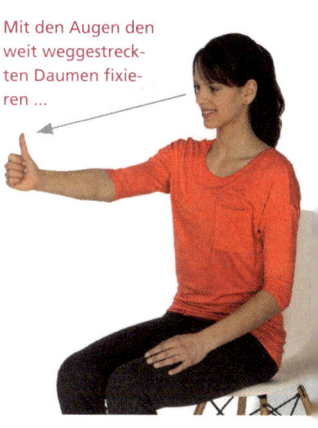

Mit den Augen den weit weggestreckten Daumen fixieren ...

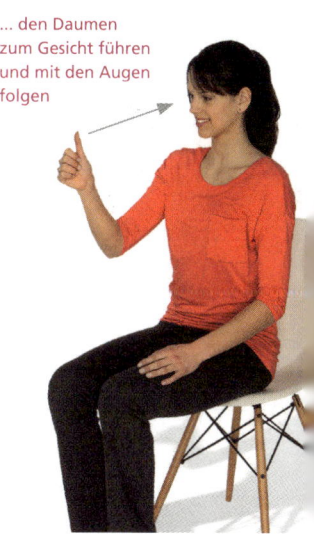

... den Daumen zum Gesicht führen und mit den Augen folgen

Kräftigung

Kräftigen Sie die Augenmuskeln

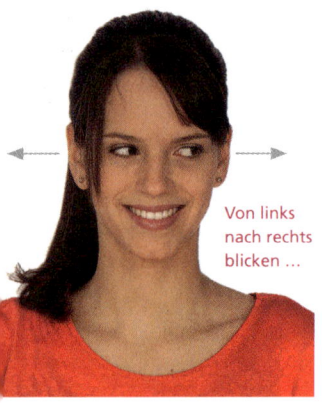

Von links
nach rechts
blicken ...

Das bringt's: Durch den Wechsel von An- und Entspannung trainieren Sie die inneren und äußeren Augenmuskeln, beim Anspannen dehnen Sie sie gleichzeitig.

Und so geht's

- Stellen oder setzen Sie sich bequem hin.
- Schauen Sie nun mit geöffneten Augen langsam im Wechsel nach links und rechts. Halten Sie dabei Ihren Kopf ganz ruhig. Blicken Sie bis zu 5-mal in jede Richtung. Schließen Sie anschließend für 2–3 Sekunden Ihre Augen.
- Jetzt blicken Sie bis zu 5-mal nach oben und nach unten. Pausieren Sie anschließend wieder für 2–3 Sekunden.
- Schließen Sie am Ende nochmals kurz Ihre Augen, um sie zu entspannen.

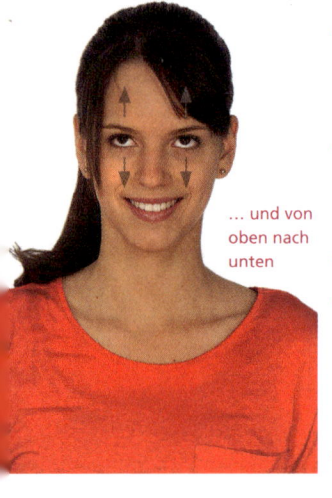

... und von
oben nach
unten

Variationen:

- Versuchen Sie doch auch einmal, die Augenbewegungen mit der Atmung zu verbinden: nach links – einatmen, nach rechts – ausatmen, nach oben – einatmen, nach unten – ausatmen.
- Steigern Sie den Schwierigkeitsgrad: Schauen Sie von rechts oben nach links unten und umgekehrt. Je öfter Sie diese Blickrichtung trainieren, desto leichter wird es Ihnen fallen, eine imaginäre Gerade zu ziehen. Gehen Sie dann dazu über, auch Vierecke oder Kreise nachzuahmen.

Koordination

Koordinieren Sie Augen und Hände

Das bringt's: Bei dieser Übung koordinieren Sie Ihre Augen gleichzeitig mit Ihren Händen. Dies aktiviert Ihr Gehirn, und ganz nebenbei tun Sie auch noch etwas für Ihre Nacken-, Schulter- und Armmuskulatur.

Und so geht's
- Stellen oder setzen Sie sich aufrecht hin.
- Strecken Sie die Arme seitlich auf Schulterhöhe aus und ballen Sie die Hände locker zu Fäusten. Die Daumen zeigen nach oben. Drehen Sie nun den linken Daumen nach unten.
- Sie beginnen die Übung, indem Sie den Kopf zuerst nach rechts zum nach oben gerichteten Daumen drehen.
- Während Sie nun den Kopf langsam nach links drehen, wechseln Sie gleichzeitig die Richtung der Daumen: Der linke Daumen zeigt nun nach oben, der rechte nach unten, sobald Ihr Blick zur linken Faust gewandert ist.
- Führen Sie den Richtungswechsel 3- bis 4-mal pro Seite aus, und drehen Sie dabei jeweils die Daumen nach oben und unten.

Wichtig: *Achten Sie darauf, die Arme auf Schulterhöhe zu halten, damit der Daumen genau in Ihrem Blickfeld liegt. Lassen Sie den Nacken lang.*

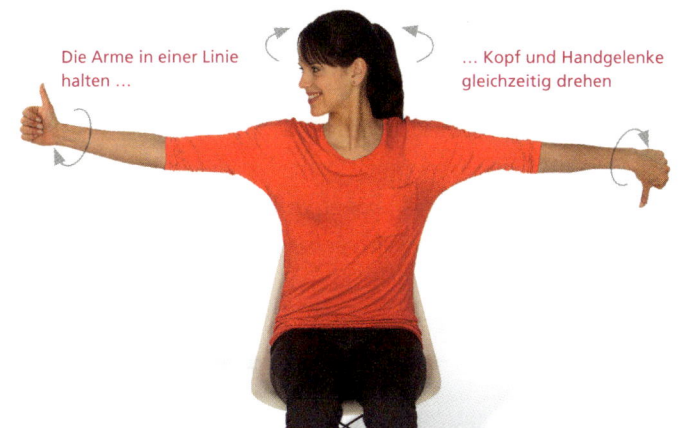

Die Arme in einer Linie halten …

… Kopf und Handgelenke gleichzeitig drehen

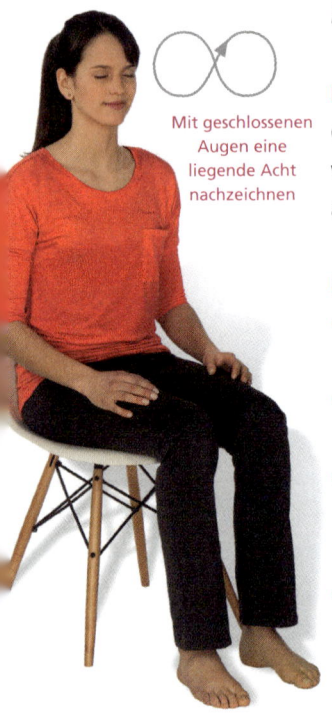

Mit geschlossenen Augen eine liegende Acht nachzeichnen

Fahren Sie Achterbahn

Das bringt's: Das langsame Nachfahren einer liegenden Acht ist eine koordinative Übung, bei der Sie sowohl Ihre Augenmuskulatur bewusst und intensiv aktivieren als auch deren Einsatz kontrollieren.

Und so geht's

- Stellen oder setzen Sie sich bequem hin und schließen Sie die Augen.
- Versuchen Sie, mit geschlossenen Augen langsam eine liegende Acht nachzufahren.
- Fühlen Sie sich dabei wohl, können Sie bis zu vier Runden durchführen. Wechseln Sie anschließend die Richtung.
- Vor dem Richtungswechsel kurz innehalten, falls Sie das Gefühl haben, Ihre Augen benötigen eine kurze »Verschnaufpause«. Mit der Zeit werden Sie geübter.
- Anfangs werden Sie auch spüren, dass Ihre Bewegung noch Ecken und Kanten hat. Je öfter Sie üben, desto fließender und gleichmäßiger werden Sie mit Ihren Augen die Acht »nachzeichnen« können.

Variation: Um die Augenaktivität zu unterstützen, können Sie die Acht auch durch eine leichte Bewegung des Kopfes nachzeichnen. Stellen Sie sich vor, dass Ihre Nasenspitze ebenfalls eine Acht nachahmt.

Achtsamkeit

Kehren Sie zurück

Das bringt's: Ein Augentraining ist anfänglich ungewohnt. Deshalb ist am Ende des Programms das Nachspüren umso wichtiger. Mit zunehmendem Üben werden Sie merken, wie sich ein entspannter Augenraum anfühlt. Sie werden schnell feststellen, wie gut Ihnen das Training tut.

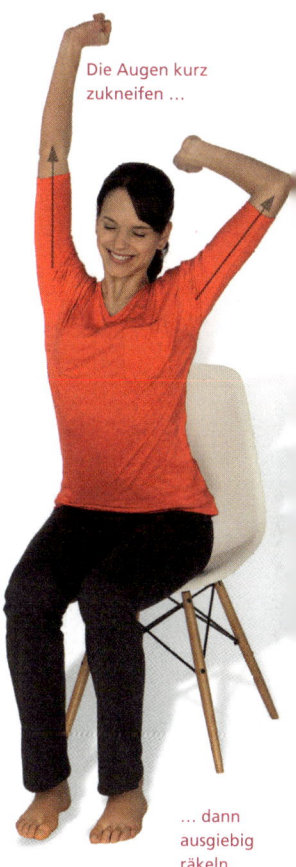

Die Augen kurz zukneifen ...

Und so geht's

- Haben Sie soeben Übung 6 gemacht, halten Sie die Augen noch ein wenig geschlossen und spüren dem Training nach.
- Wenn es möglich ist und Sie einen geeigneten Platz finden, lassen Sie Ihr Gesicht von der Sonne bescheinen. Wärme fördert zusätzlich die Entspannung.
- Konzentrieren Sie sich nur auf Ihre Augen, Ihren Augenraum und auf die Atmung. Ihre Atemzüge sind ruhig und gleichmäßig.
- Nun ist es wieder Zeit, im Hier und Jetzt anzukommen: Öffnen Sie die Augen und gähnen Sie herzhaft. Kneifen Sie dabei nochmals die Augen leicht zu und recken ausgiebig den ganzen Körper, indem Sie zusätzlich die Arme über den Kopf strecken.

... dann ausgiebig räkeln

Entspannter Kiefer – lockerer Körper

Beißen Sie bei Stress die Zähne aufeinander?
Ist Ihr Kiefer oft angespannt? Häufig sind dafür psychische
Ursachen der Grund. Erkennen Sie Ihre Verspannungen
und lernen Sie, sie zu lösen – Ihr gesamter Körper wird
es Ihnen danken.

So entstehen Kieferverspannungen

Kauen, Beißen, Schlucken sind selbstverständliche Tätigkeiten beim Essen, über die wir nicht weiter nachdenken. Was aber, wenn dabei der Kiefer schmerzt und sich die Muskeln verspannt anfühlen? Meist ist Stress die Ursache. Neben dem alltäglichen Arbeits- und Freizeitstress sind es auch seelische Belastungen, die zu einem schmerzenden und verspannten Kiefer führen. Dazu gesellt sich häufig langes Sitzen am Schreibtisch, beim konzentrierten Denken verändern wir unwillkürlich Haltung und Mimik, Nacken- und Schulterverspannungen kommen hinzu – unser ganzer Körper steht sprichwörtlich unter Spannung. Um psychische Belastungen abzubauen, sucht sich unser Körper ein Ventil. Dieses kann zum Beispiel nächtliches Zähneknirschen sein.

Das unbewusste, feste – meist krankhafte – Aufeinanderreiben der Zähne wird Bruxismus genannt. Die Folge sind Fehlregulationen der Muskel- und Kiefergelenksfunktionen, die als Craniomandibuläre Dysfunktion (CMD) bezeichnet werden. Sie können Schwindel, Tinnitus oder Sehstörungen auslösen. Immerhin mahlt jeder Fünfte nachts mit den Zähnen, und ein Zehntel der deutschen Bevölkerung leidet an CMD. Die Mehrzahl ist weiblich und zwischen 20 und 40 Jahre alt.

Kiefermuskeln geschmeidig halten

Obwohl die Kaumuskeln die stärksten im Körper sind und einem Druck von bis zu 100 Kilogramm pro Quadratzentimeter bei der Nahrungszerkleinerung standhalten können, kommt es hier weniger auf die Kräftigung an. Viel entscheidender ist, die den Unterkiefer bewegenden Muskeln geschmeidig zu halten, damit während des normalen Essvorgangs der Kiefer nicht an seine Öffnungsgrenze von normalerweise etwa fünf Zentimetern stößt. Eine wichtige Rolle spielt hier der Schläfenmuskel. Er entspringt an der Schläfe und wird beim Zurückziehen des Unterkiefers aktiviert. Ebenso bedeutsam ist der Massetermuskel – er ist für Seitwärts- und Längsbewegungen des Unterkiefers sowie für das Zermahlen der Nahrung zuständig. Die Flügelmuskeln wiederum unterstützen das Öffnen und Schließen des Kiefers und sind beim Vorschieben des Unterkiefers beteiligt. Da bei Verspannungen im Bereich der Kaumuskeln das Öffnen des Mundes oft schmerzhaft ist, sollten Aktivierungs- und Beweglichkeitsübungen durch Massagetechniken wie sanftes Ausstreichen oder Akupressur ergänzt werden. Denn: Sind die Kiefermuskeln entspannt, profitiert auch die Seele.

Zwischendurch locker lassen

Beanspruchung: Bestimmt kennen Sie gelegentliche Kopfschmerzen am Morgen, Verspannungen im Schulter- und Nackenbereich oder im Gesichtsfeld? All das kann im Zusammenhang mit Ihrem Kiefergelenk stehen. Vielleicht ist Ihnen gar nicht bewusst, dass Sie nachts mit den Zähnen knirschen? Nicht nur Menschen, die in ihrem Beruf viel sprechen müssen, wie Dozenten, Lehrer, Callcenter-Mitarbeiter oder Vertreter, können unter Kieferverspannungen leiden. Es sind vielmehr auch Personen betroffen, die permanent unter Stress stehen – sowohl unter physischem als auch psychischem – oder wichtige Themen ihres Lebens nicht verarbeiten, die sie dann nachts weiter bedrängen und nicht zur Ruhe kommen lassen.

Beschwerden: Haben Sie regelmäßig Schulter- oder Nackenverspannungen oder ein kleines, wiederkehrendes Knacken oder Unwohlsein in der Kieferregion? Zeigen sich leichte Abriebspuren an den Zähnen? Dann achten Sie im Tagesverlauf immer wieder mal darauf, was im Gesicht und Kieferbereich passiert. Beißen Sie z. B. aus lauter Nervosität oder konzentrierter Anspannung auf Schreibgeräten herum? Sollten Sie sich dabei ertappen, versuchen Sie, die Kiefermuskeln zu entspannen, indem Sie bei geöffnetem Mund den Unterkiefer locker hängen lassen und durch den Mund atmen.

Untersuchungen haben gezeigt, dass vor allem Frauen dazu tendieren, in Stresssituationen die Zähne aufeinanderzupressen und zu knirschen. Betroffen hiervon sind insbesondere berufstätige Mütter mit kleinen Kindern.

Schmerzen: Gehören Kopf- oder Nackenschmerzen bereits zu Ihrem Alltag und sind mittlerweile chronisch geworden? Knackt und schmerzt Ihr Kiefergelenk? Kennen Sie das Gefühl von Muskelkater in den Wangen? Haben Sie eventuell bereits sichtbar abgeschliffene Zahnflächen? Können Zahnfehlstellungen ausgeschlossen werden, wird Ihre Kaumuskulatur zur Stresskompensation gebraucht und ist somit überbeansprucht.

Auch wenn Sie bereits eine Schiene gegen nächtliches Beißen tragen, ist es sinnvoll, wenn Sie das hier vorgestellte Übungsprogramm testen. Sie werden schnell merken, ob es Ihnen guttut oder nicht.

Das sollten Sie beim Üben beachten:

- Waschen Sie sich vor dem Üben die Hände.

- Im Sitzen intensivieren Sie die Entspannung, da Sie sich so besser auf den Kieferbereich konzentrieren können.

- Der Kieferbereich ist sehr sensibel; überschreiten Sie nicht Ihre persönliche Grenze. Arbeiten Sie deshalb bewusst und spüren Sie auch zwischendurch nach.

- Wenn Sie während der Ausführungen Ihre Zähne zusammen beißen, lassen Sie zwischendurch bewusst locker.

- Je öfter Sie das Programm durchführen, desto sicherer ertasten Sie die Muskeln für eine gezielte Massage.

Übungsprogramm
für einen entlasteten Kiefer

Ihre Top 7 auf einen Blick

Wahrnehmung

1. Führen Sie den Kiefer-Check-up durch   bis 1 Min.

Massage

2. Beruhigen Sie die Kiefermuskeln mit Massage   bis 1 ½ Min.

3. Entkrampfen Sie die Muskeln mit Akupressur   bis 1 Min.

Dehnung

4. Entlasten Sie die Kiefermuskeln   bis 1 Min.

Koordination

5. Trainieren Sie das Muskelspiel   bis ½ Min.

6. Aktivieren Sie das Kiefergelenk   bis ½ Min.

Achtsamkeit

7. Simulieren Sie Emotionen   bis 1 Min.

Wahrnehmung

Führen Sie den Kiefer-Check-up durch

Das bringt's: Diese Wahrnehmungsübung soll Sie dafür sensibilisieren, sich in Alltagssituationen immer wieder bewusst zu werden, ob Ihr Kiefer momentan gerade ver- oder entspannt ist. Schärfen Sie Ihre Sinne dafür, dass Nacken- und Schulterverspannungen oft vom Kiefer ausgehen können und Sie als Erstes hier nach einer möglichen Ursache suchen sollten.

Und so geht's

- Nehmen Sie eine bequeme Sitzposition ein, schließen Sie die Augen.
- Konzentrieren Sie sich zu Beginn des Trainings zunächst auf Ihre untere Kopf- und Gesichtshälfte, speziell auf Zunge und Unterkiefer.
- Korrigieren Sie nichts, sondern nehmen Sie nur wahr: Wo und wie liegt Ihre Zunge? Ist Ihr Unterkiefer richtig eingehängt? Sind Ihre Muskeln angespannt oder sogar verspannt? Verspüren Sie gerade Schmerzen, selbst im Ruhezustand? Pressen Sie die Lippen oder beißen Sie gerade unbewusst die Zähne aufeinander?
- Lassen Sie nun die Gedanken schweifen und die letzten Stunden oder den vergangenen Tag Revue passieren: Haben Sie das Gefühl, dass Sie eher mit entspanntem oder verspanntem Kiefer durch den Tag gehen? In welchen Alltagssituationen ist Ihr Kiefer besonders angespannt oder entspannt?

Massage

Beruhigen Sie die Kiefermuskeln mit Massage

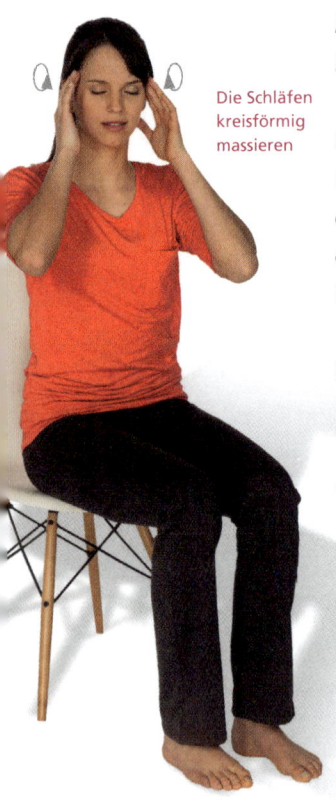

Die Schläfen kreisförmig massieren

Das bringt's: Durch die Massage können Sie mit Ihren Fingern Spannungszustände regulieren, d.h. eine Anspannung mindern und zugleich eine Lockerung der Muskulatur bewirken. Gegebenenfalls beseitigen Sie damit auch leichte Kopfschmerzen.

Und so geht's

- Bleiben Sie weiterhin in einer bequemen Sitzposition. Tragen Sie eine Brille, nehmen Sie sie ab.
- Pressen Sie den Kiefer zusammen und erspüren Sie mit den Fingerspitzen die Schläfenmuskeln.
- Entspannen Sie nun den Kiefer wieder und beginnen Sie, mit Ihren Fingerspitzen die Schläfen in langsamen kreisförmigen und flächigen Bewegungen zu massieren.
- Legen Sie anschließend die Fingerspitzen unterhalb des Jochbeins mittig auf die Wangen.
- Pressen Sie wiederum den Kiefer zusammen und erspüren Sie jetzt die Kaumuskeln in der Kieferregion. Spürbar ist hier der sogenannte Massetermuskel, der als einer der vier Kaumuskeln, die das Jochbein mit dem Unterkieferknochen verbinden, ganz deutlich hervorspringt.
- Entspannen Sie nun den Kiefer wieder und massieren Sie den Kiefermuskel nochmals in langsamen kreisförmigen Bewegungen. Wenn Sie möchten, können Sie länger als die angegebenen eineinhalb Minuten massieren.

Entkrampfen Sie die Muskeln mit Akupressur

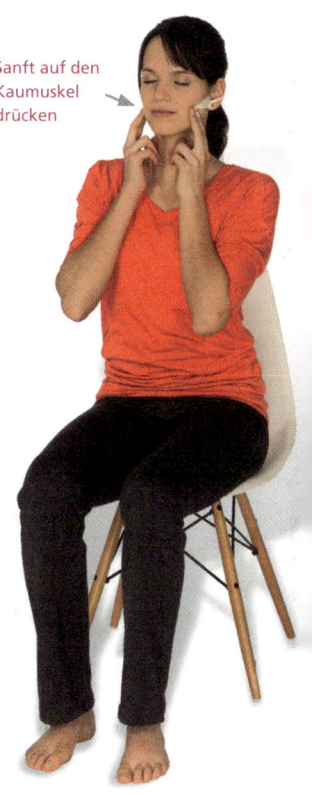

Sanft auf den
Kaumuskel
drücken

Das bringt's: Auch der gezielte Druck auf spezifische Körperpunkte – die sogenannte Akupressur – hilft Ihnen, verkrampfte Muskeln zu entspannen. In Kombination mit der vorangegangenen Massage werden Sie den entspannenden Effekt dieser Übung besonders intensiv empfinden.

Und so geht's

- Beginnen Sie die Akupressur, indem Sie mit den Fingerspitzen mehrmals für jeweils circa 5 Sekunden auf den bereits erwähnten Massetermuskel, der sich zwischen Jochbein und Unterkieferknochen befindet, drücken. Lassen Sie dazwischen für etwa 10 Sekunden los und entspannen Sie.
- Spüren Sie in der Entspannungsphase nach, wie sich die Muskeln nach der Akupressur anfühlen.

Variation: Verstärken Sie die Entspannungswirkung, indem Sie auf den entspannten Muskel zuerst für 5 Sekunden drücken, diesen dann 5–10 Sekunden massieren und schließlich für 10–20 Sekunden der Wirkung von Akupressur und Massage nachspüren. Führen Sie bis zu 5 Wiederholungen aus.

Wichtig: *Führen Sie die Akupressur an Gesicht und Knochen vorsichtig mit nur leichtem Druck durch.*

Dehnung

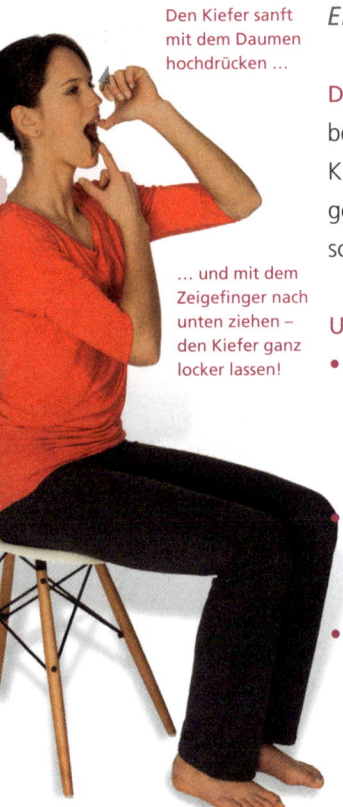

Den Kiefer sanft mit dem Daumen hochdrücken …

… und mit dem Zeigefinger nach unten ziehen – den Kiefer ganz locker lassen!

Entlasten Sie die Kiefermuskeln

Das bringt's: Durch eine sanfte Dehnung im Kieferbereich entlasten Sie Ihre unentwegt arbeitende Kiefermuskulatur und wirken Verspannungen entgegen. Ihr gesamter Kieferbereich wird sich anschließend lockerer und entspannter anfühlen.

Und so geht's

- Öffnen Sie Ihren Mund leicht und fixieren Sie einen Daumen etwa in der Mitte des Oberkiefers bei Ihren Schneidezähnen, sodass Sie Ihren Oberkiefer sanft nach oben drücken können. Gleichzeitig haken Sie den Mittelfinger der anderen Hand mittig am Unterkiefer ein und ziehen ihn vorsichtig nach unten.
- Verspüren Sie eine erste Spannung, halten Sie inne und versuchen Sie den Kiefer locker zu lassen. Verweilen Sie so lange, bis die Muskelspannung etwas nachgegeben hat. Dann entspannen Sie den Kiefer, indem Sie den Mund wieder schließen.
- Wiederholen Sie diesen Vorgang je nach Bedarf 3- bis 5-mal. Sie werden feststellen, dass sich mit der Zeit die Spannungsschwelle verschieben lässt und Sie den Mund weiter öffnen können.

Wichtig: *Der gewünschte Entspannungs- und Dehnungseffekt wird durch eine optimale und nicht maximale Muskeldehnung erreicht. Das Optimum muss erfühlt werden und sollte angenehm sein.*

Koordination

Trainieren Sie das Muskelspiel

Das bringt's: Mit dieser Koordinationsübung bekommen Sie ein Gefühl dafür, den Mund kontrolliert und gleichmäßig zu öffnen und zu schließen.

Den Mund langsam öffnen und schließen

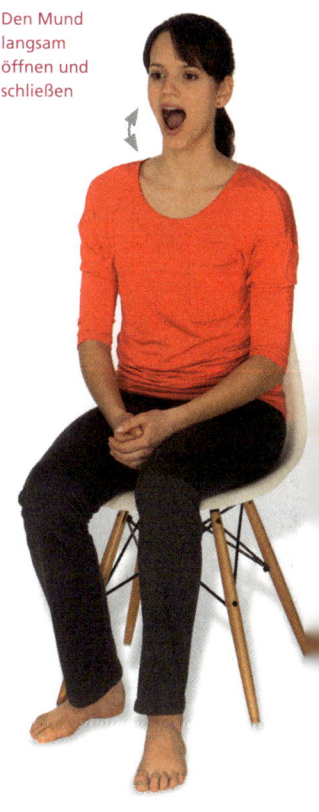

Und so geht's

- Setzen Sie sich bequem hin. Lassen Sie Ihren Kiefer zunächst so entspannt wie möglich.
- Beginnen Sie nun, Ihren Mund langsam zu öffnen und zu schließen. Tun Sie dies so fließend und entspannt wie möglich, nicht verkrampft und ruckartig.
- Haben Sie keinerlei Probleme mit dem Kiefer, können Sie den Mund idealerweise so weit öffnen, dass Zeige-, Mittel- und Ringfinger übereinandergesetzt zwischen den Zähnen Platz haben.
- Öffnen und schließen Sie den Mund bis zu 5-mal.

Variation: Gelingt Ihnen anfangs eine fließende und gleichmäßige Bewegung noch nicht, öffnen Sie den Mund erst ein kleines Stück, so als würden Sie eine Beere in den Mund nehmen wollen. Im Lauf des Trainings werden Sie geübter und können den Bewegungsspielraum nach und nach vergrößern. Stellen Sie sich einfach vor, Sie würden herzhaft gähnen.

Wichtig: *Haben Sie bereits Beschwerden wie ein Kieferknacken, gehen Sie beim Öffnen des Mundes anfangs nicht bis an Ihre Grenze. Stoppen Sie bewusst vorher.*

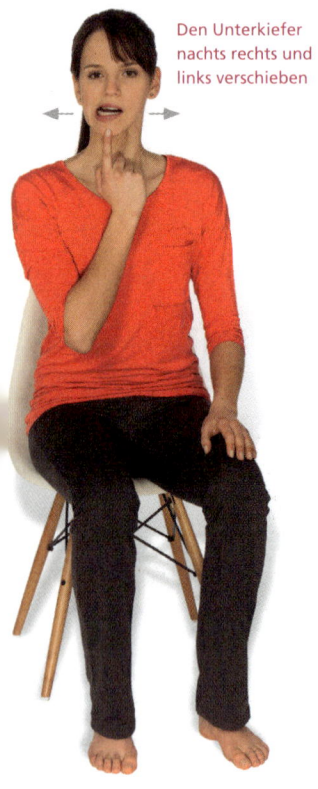

Den Unterkiefer
nachts rechts und
links verschieben

Aktivieren Sie das Kiefergelenk

Das bringt's: Das Aktivieren der Muskeln sorgt gleichzeitig auch für das Schmieren der Kiefergelenke, sodass Sie Ihren Unterkiefer mit der Zeit fließend und entspannt bewegen können. Durch die seitliche Bewegung werden Sie auch deutlich erfühlen, wo Ihr Kiefer verspannt ist.

Und so geht's
- Sie sitzen wieder bequem und aufrecht. Überprüfen Sie auch bei dieser Übung, ob Ihr Kiefer entspannt ist.
- Verschieben Sie Ihren Unterkiefer in fließenden und rhythmischen Bewegungen von rechts nach links. Um Ihre Wahrnehmung zu unterstützen, können Sie dabei auch einen Zeigefinger auf Ihr Kinn legen. Die Bewegung erfolgt aber durch Ihren Kiefer – nicht durch Ihren Finger!
- Verschieben Sie den Unterkiefer etwa 3- bis 4-mal in jede Richtung.
- Versuchen Sie zu erspüren, welche Seite sich dabei verspannter anfühlt oder in welche Richtung Sie Ihren Kiefer leichter bewegen können. Denken Sie daran, dass die Bewegung angenehm sein sollte. Testen Sie nicht Ihre Grenzen aus.

Variation: Üben Sie sowohl mit leicht geöffneten als auch mit geschlossenen Lippen und spüren Sie Unterschieden nach.

Achtsamkeit

Simulieren Sie Emotionen

Das bringt's: Erzeugen Sie absichtlich positive Emotionen, dadurch können Sie Ihre Stimmung verbessern. Zusätzlich aktivieren Sie die Muskulatur in der Gesichts- und Kieferregion und sorgen für eine bessere Durchblutung.

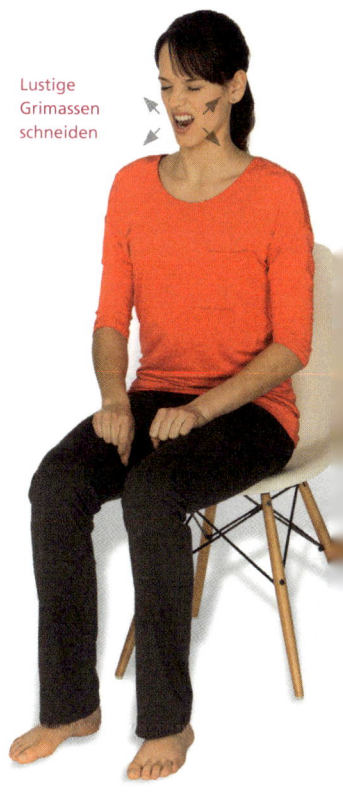

Lustige Grimassen schneiden

Und so geht's

- Beginnen Sie zunächst einmal, beliebig Grimassen zu schneiden. Es spielt keine Rolle, ob Mund und Augen dabei geöffnet oder geschlossen sind. Sie können das gern vor einem Spiegel tun und sich beobachten. Konzentrieren Sie sich bei den Gesichtsbewegungen vor allem auf die Kieferregion.
- Nun versuchen Sie, die Grimassen gezielt mit Emotionen zu verbinden. Seien Sie zuerst traurig, lächeln Sie anschließend, blicken Sie dann genervt oder wütend drein, seien Sie als Nächstes fröhlich, dann ängstlich usw. Halten Sie bei den einzelnen Emotionslagen immer etwas inne und spüren Sie in sich hinein: Welche Gedanken schießen Ihnen bei den einzelnen Grimassen durch den Kopf? Wie unterscheiden sich die gefühlten Stimmungen? Um sich für den weiteren Tag positiv zu stimmen, enden Sie immer mit einem fröhlichen Gesichtsausdruck.
- Führen Sie abschließend nochmals die erste Übung, den Kiefer-Check-up, durch: Wie fühlt sich Ihr Kieferbereich nun an?

Gelöster Nacken – freier Kopf

Ist sprichwörtlich davon die Rede, nicht mehr zu wissen, wo einem der Kopf steht, oder dass einem die Angst im Nacken sitzt, hat das einen Grund: Nackenverspannungen hängen unweigerlich mit Stressbelastungen zusammen – diesen können Sie vorbeugen.

Den Nacken trainieren, um locker zu bleiben

Im Alltag können wir es kaum vermeiden, dass der Nacken zumindest kurzzeitig überbeansprucht wird. Sei es im Büro, wenn wir vor dem Bildschirm sitzen und den Kopf nach vorn beugen, bei der Hausarbeit, wenn wir über Kopf arbeiten und ihn dabei in den Nacken legen, oder umgekehrt, wenn wir kochen oder abwaschen und an einer zu niedrigen Arbeitsplatte hantieren. Selbst beim Lesen bringen wir unwillkürlich den Kopf näher zu den Seiten und halten den Nacken meist nie aufrecht.

Werden wir uns dessen bewusst, ist der erste Schritt zu einer Nackenentlastung bereits getan. Da der Kopf, der von den Nackenmuskeln und -bändern getragen und stabilisiert wird, bis zu zehn Prozent unseres Körpergewichts ausmacht, hat bereits eine leichte Kopfneigung es in sich: Die Nackenmuskulatur muss dadurch ein Vielfaches mehr an Arbeit aufbringen, um den Kopf gegen die Schwerkraft zu halten.

Eine verspannte Nackenmuskulatur ist als Folge somit nicht die Ausnahme, sondern eher die Regel – nicht zuletzt auch wegen der Tatsache, dass sich häufiger Stress im Nacken konzentriert. Mangelnde Bewegung verstärkt schließlich den Trend zum Nackenschmerz. Mit regelmäßigen, gezielten Übungen beugen Sie Nackenbeschwerden vor und mindern dadurch die Symptome. Legen Sie am besten gleich heute damit los!

Hals- und Nackenmuskeln stabilisieren den Kopf

Grundsätzlich wird die hintere Region des Halses als »Nacken«, die vordere als »Hals im engeren Sinn« bezeichnet. Die Halswirbelsäule, die aus sieben Wirbeln besteht, stellt den beweglichsten, gleichzeitig aber auch fragilsten Teil der Wirbelsäule dar. Bildlich gesehen ruht der Kopf auf der Halswirbelsäule wie eine Kugel auf einem beweglichen Stab. Dabei sorgen die ersten zwei Halswirbel als Gelenkverbindung zwischen Wirbelsäule und Kopf gemeinsam dafür, dass unsere Kopfbewegungen dreidimensional ausgeführt werden können. Zusammen mit den vorderen und seitlichen Halsmuskeln bilden die Nackenmuskeln eine Funktionseinheit. Sie treten bei allen Bewegungen der Halswirbelsäule und des Kopfes gemeinsam in Aktion, damit die extrem bewegliche Halswirbelsäule auch während der Bewegungen immer stabilisiert wird. Zusätzlich begrenzen mehrere Bänder übermäßige und unkontrollierte Streck-, Dreh- und Kippbewegungen des Kopfgelenks.

Wirken Sie Nackenbeschwerden entgegen

Beanspruchung: Die hohe Beweglichkeit der Halswirbelsäule macht sie zugleich anfällig für Überanstrengungen. Schmerzhafte Verkrampfungen treten bereits bei kurzzeitigen Belastungen auf – beispielsweise wenn Sie etwas Schweres tragen, in einem Luftzug sitzen oder eine ungünstige Schlafposition eingenommen haben.

Gerade bei der Hausarbeit denkt man nicht unbedingt an Entlastungen, etwa beim Bügeln oder Fensterputzen. Um den Nacken nicht stundenlang einseitig zu belasten und so ernsthaften Beschwerden vorzubeugen, legen Sie immer wieder eine Pause ein. Das gilt auch für Überlastungen beim Sport: Vermeiden Sie eine ungünstige Kopfhaltung, beispielsweise beim Laufen oder Brustschwimmen.

Beschwerden: Unter ernst zu nehmenden Nackenproblemen leiden vor allem Berufsgruppen wie Krankenschwestern oder Kassiererinnen, die schwere oder einseitige Bewegungen ausführen. Dies führt dazu, dass erste Verschleißerscheinungen bei vielen bereits vor dem 30. Lebensjahr auftreten. Doch nicht nur sie sind gefährdet. Überprüfen Sie sich selbst einmal: Gehören Sie zu den Menschen, die gerne mehrere Dinge gleichzeitig tun, wie den Telefonhörer zwischen Ohr und Schulter einklemmen, um die Hände frei zu haben? Oder die tagtäglich zu viel Zeit damit verbringen, in schlechter Haltung mit rundem Rücken oder leicht nach vorn hängendem Kopf Tätigkeiten zu verrichten?

Schmerzen: Sind Ihre Nackenverspannungen zu einem Dauerzustand geworden und wachen Sie morgens mit einem steifen, schmerzenden Nacken auf? Womöglich haben Sie eine daraus resultierende Schonhaltung eingenommen, und es fällt Ihnen schwer, beispielsweise im Auto beim Blick über die Schulter oder beim Rückwärtseinparken, den Kopf zu drehen. Durch akute Fehlbewegungen verursachte Muskelzerrungen können ebenfalls sehr schmerzhaft sein.

Das sollten Sie beim Üben beachten:

- Da die Halswirbelsäule der fragilste Teil des menschlichen Rückgrats ist, sollten Sie sich bei sämtlichen Kopfbewegungen vorsichtig an Ihre Bewegungsgrenze herantasten. Erzwingen Sie nichts!

- Wenn Sie die Übungen nicht im Stehen, sondern im Sitzen durchführen wollen, gilt folgende Ausgangsstellung: Setzen Sie sich, mit dem Blick nach vorn gerichtet, aufrecht auf das vordere Drittel einer Stuhlfläche. Die Hände werden locker auf die Oberschenkel abgelegt oder in die Hüften gestützt.

- Bei einer akuten oder erst kürzlich zurückliegenden Wirbelsäulenproblematik sollten Sie die Übungen nur unter vorheriger Abklärung mit Ihrem Arzt oder Physiotherapeuten durchführen.

Übungsprogramm für einen entspannten Nacken

Ihre Top 7 auf einen Blick

Wahrnehmung

1. Lassen Sie den Blick schweifen   bis 1 Min.

Mobilisation

2. Lassen Sie den Kopf mit Bedacht kreisen   bis 1 Min.

Kräftigung und Dehnung

3. Leisten Sie Widerstand   bis 1 Min.

4. Lassen Sie den Atem in den Nacken fließen   bis 1 Min.

5. Halten Sie dem Druck stand   bis 1 ½ Min.

6. Lösen Sie Verspannungen   bis 1 ½ Min.

Achtsamkeit

7. Spüren Sie Ihren Kopf auf den Schultern   bis 1 Min.

Wahrnehmung

Lassen Sie den Blick schweifen

Das bringt's: Verfeinern Sie bei dieser mit Bedacht auszuführenden Übung die Wahrnehmung Ihres Nackens. Achten Sie besonders auf Ihren Bewegungsradius, auf Verspannungen und auf Geräusche in der Halswirbelsäule.

Und so geht's

- Diese Übung können Sie im aufrechten Stand oder im Sitzen durchführen.
- Drehen Sie zunächst den Kopf langsam so weit wie möglich nach rechts und schauen Sie über Ihre rechte Schulter nach hinten.
- Kehren Sie langsam zur Mitte zurück und führen Sie nun die Bewegung nach links aus.
- Wiederholen Sie den Bewegungsablauf in fließendem Wechsel der Seiten bis zu 5-mal bewusst und kontrolliert.

Bevor Sie den Kopf von einer Seite zur anderen drehen, können Sie in der Mitte kurz innehalten, um Verspannungen oder Steifigkeiten zu erspüren.

Variation: Verbinden Sie die Übung mit der Atmung: Ihr Blick ist nach vorn gerichtet, atmen Sie nun ein. Mit dem Ausatmen drehen Sie den Kopf zur Seite, mit dem Einatmen kehren Sie wieder zur Mitte zurück.

Wichtig: *Der Abstand zwischen Kinn und Brustbein sollte während der Bewegungsausführung gleich bleiben: Die Augen befinden sich auf einer Linie. Die Schultern verändern ihre Position nicht. Drehen Sie sie nicht mit und ziehen Sie sie nicht hoch.*

Mobilisation

Lassen Sie den Kopf mit Bedacht kreisen

Das bringt's: Mit dieser Mobilisationsübung können Sie den dreidimensionalen Bewegungsspielraum der Halswirbelsäule erspüren.

Und so geht's
- Stellen oder setzen Sie sich hin. Neigen Sie den Kopf so zur Seite, dass sich das linke Ohr der linken Schulter annähert. Dabei blicken Sie stets nach vorn.
- Senken Sie anschließend das Kinn in Richtung Brustkorb ab. Führen Sie den Kopf in einer langsamen, kreisenden Bewegung so zur rechten Seite, dass das Kinn sanft über die Brust rollt. Jetzt ist das rechte Ohr zur rechten Schulter geneigt, Ihr Blick wieder nach vorn gerichtet.
- Lassen Sie den Kopf wieder nach links kreisen.
- Wiederholen Sie die Bewegung nach links und rechts bis zu 4-mal.

Variation: Verbinden Sie die Übung bewusst mit der Atmung: Atmen Sie tief ein, wenn sich der Kopf in der Seitneigung befindet und Sie dort beim Einatmen kurz innehalten. Atmen Sie beim Rollen des Kopfes aus. Beim abschließenden Aufrichten des Kopfes atmen Sie wieder tief ein.

Wichtig: *Rollen Sie den Kopf kontrolliert und bewusst zu den Seiten. Reizen Sie dabei den Bewegungsradius nicht aus.*

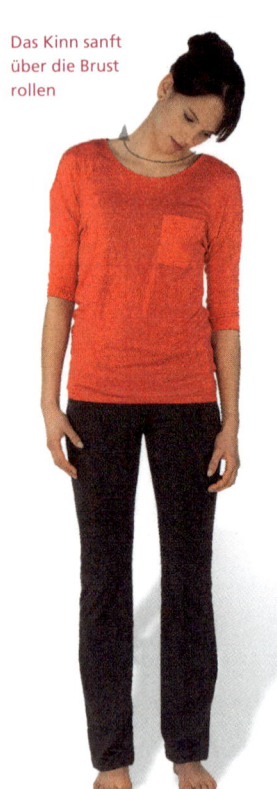

Das Kinn sanft über die Brust rollen

Kräftigung und Dehnung

Leisten Sie Widerstand

Das bringt's: Mit dem von Ihnen selbst gesteuerten Widerstand wird in erster Linie eine Kräftigung der Nackenmuskulatur bewirkt.

Und so geht's

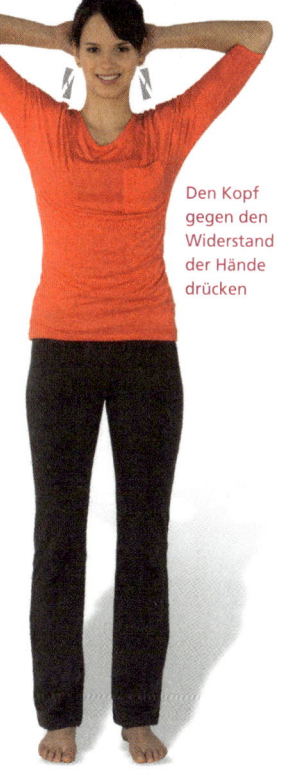

Den Kopf gegen den Widerstand der Hände drücken

- Nehmen Sie eine aufrechte Position ein und machen Sie den Nacken lang. Ihr Blick bleibt dabei nach vorn gerichtet.
- Nun verschränken Sie beide Hände am Hinterkopf und drücken den Kopf gegen den Widerstand Ihrer Hände sanft nach hinten.
- Bauen Sie den Druck langsam auf, und halten Sie die Spannung für 2 Atemzüge. Achten Sie beim Aufbauen des Drucks darauf, dass Sie den Kopf weder nach hinten kippen noch nach vorn neigen. Kopf und Hände sollten einen gleich starken Druck erzeugen, sodass sich Ihr Kopf nicht aus der aufrechten Haltung herausbewegt.
- Lassen Sie anschließend für 3 Atemzüge locker und spüren dabei in den Nacken hinein. Sie können für das Nachspüren entweder die Hände am Hinterkopf lassen oder wegnehmen und auf den Oberschenkeln ablegen.
- Führen Sie die Übung insgesamt 2- bis 3-mal durch.

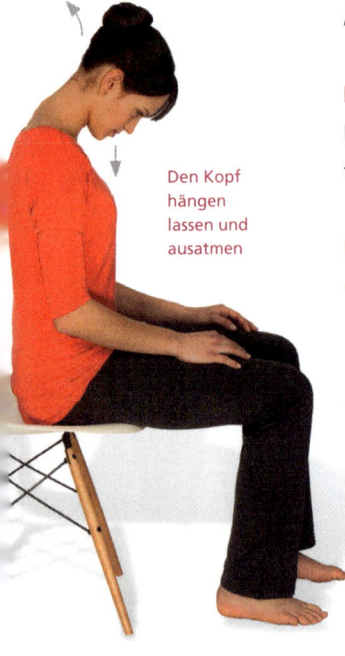

Den Kopf
hängen
lassen und
ausatmen

Lassen Sie den Atem in den Nacken fließen

Das bringt's: Diese Übung bewirkt eine intensive Dehnung im Nackenbereich, um die zuvor aktivierte Nackenmuskulatur zu entspannen.

Und so geht's

- Neigen Sie mit der Ausatmung den Kopf langsam nach vorn, und senken Sie das Kinn dabei in Richtung Brust.
- Dann lassen Sie den Kopf für 2–3 Atemzüge locker hängen und richten ihn mit dem nächsten Einatmen wieder auf. Stellen Sie sich dabei vor, dass der Atem in die gedehnte Nackenmuskulatur fließt.
- Nach kurzem Innehalten für 1–2 Atemzüge wiederholen Sie den Vorgang noch 2- bis 3-mal.

Variation: Sie können die Übungen 3 und 4 auch kombinieren. Die häufig empfohlene Variation, die Hände hinter dem Kopf zu verschränken und durch sanften Druck der Hände die Dehnung zu verstärken, sollte – wenn überhaupt – nur sehr vorsichtig erfolgen, um Überlastungen der Halswirbelsäule zu vermeiden.

Wichtig: *Versuchen Sie, diese Übung mit möglichst aufrechtem Oberkörper durchzuführen. Das Dehnungsgefühl in der Nackenmuskulatur erleben Sie dann intensiver.*

Halten Sie dem Druck stand

Das bringt's: Diese Übung richtet den Fokus auf die Haltearbeit – also die statische Kräftigung – der seitlichen Halsmuskulatur.

Und so geht's

- Halten Sie den Kopf in Verlängerung der Wirbelsäule, und legen Sie die rechte Hand seitlich an den Kopf.
- Beginnen Sie nun, den Kopf gegen den Handwiderstand zur Seite zu drücken, und bauen Sie dabei den Druck langsam auf.
- Wenn Sie die für Sie maximale Spannung erreicht haben, halten Sie diese für 2–3 Atemzüge, anschließend lassen Sie für 3–4 Atemzüge locker.
- Die Übung kann zu jeder Seite 2- bis 3-mal durchgeführt werden.

Wichtig: *Achten Sie bei dieser Übung darauf, dass sich der Kopf dabei nicht mitbewegt, sondern der Spannung standhält.*

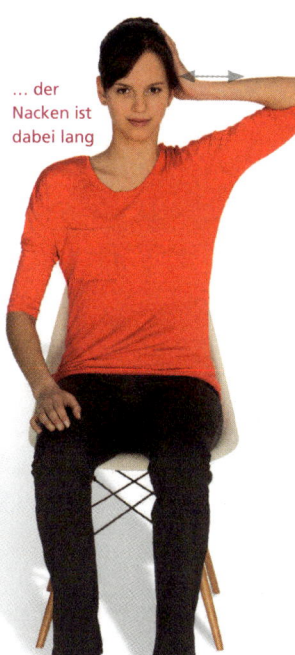

Den Kopf gegen die Hand drücken …

… der Nacken ist dabei lang

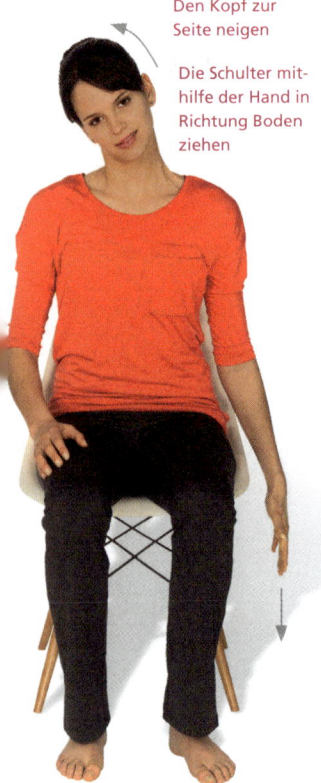

Den Kopf zur Seite neigen

Die Schulter mithilfe der Hand in Richtung Boden ziehen

Lösen Sie Verspannungen

Das bringt's: Diese intensive Dehnung entspannt gezielt Ihre seitliche Halsmuskulatur.

Und so geht's

- Lassen Sie die Arme locker hängen, die Schultern sind entspannt.
- Neigen Sie nun den Kopf nach rechts und drücken Sie die linke Schulter nach unten. Sie können die Dehnung zusätzlich mit der linken Hand verstärken, indem Sie sie ebenfalls nach unten drücken. Sie sollten dies aber sehr sanft und vorsichtig tun! Achten Sie darauf, dass der Kopf dabei unverändert zur Seite geneigt bleibt.
- Halten Sie diese Position für 3 Atemzüge und stellen Sie sich vor, der Atem würde in die gedehnte seitliche Halsmuskulatur gelenkt. Lassen Sie anschließend wieder locker.
- Jetzt wiederholen Sie die Dehnung auf der anderen Seite und halten sie wieder für 3 Atemzüge.

Variation: In Anlehnung an eine klassische physiotherapeutische Technik, die sogenannte postisometrische Relaxation, bietet sich – wie bei den Übungen 3 und 4 – die Kombination der Übungen 5 und 6 auch im Wechsel an: Durch die Abfolge von Anspannung, Lockerlassen und Dehnung kann der Muskeltonus besonders effektiv gesenkt werden.

Achtsamkeit

Spüren Sie Ihren Kopf auf den Schultern

Das bringt's: Achten Sie zum Abschluss Ihres Nackentrainings nochmals konzentriert auf Verspannungen und Geräusche.

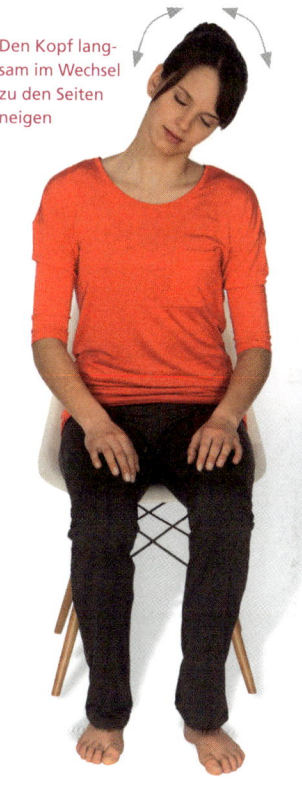

Den Kopf langsam im Wechsel zu den Seiten neigen

Und so geht's

- Setzen Sie sich aufrecht hin: Die Hände liegen locker auf den Oberschenkeln oder sind in die Hüften gestützt, die Schultern sind entspannt. Ihr Blick ist nach vorn gerichtet.
- Neigen Sie zunächst langsam den Kopf nach links, sodass sich das linke Ohr der linken Schulter annähert.
- Richten Sie nun den Kopf wieder auf. Ihr Blick ist weiterhin nach vorn gerichtet.
- Neigen Sie jetzt Ihren Kopf nach rechts und bringen ihn anschließend wieder in eine aufrechte Position.
- Wiederholen Sie die Bewegung zu beiden Seiten bis zu 5-mal. Führen Sie die Bewegungen langsam, fließend und kontrolliert aus.
- Massieren Sie abschließend mit den Fingerspitzen in sanften Kreisen flächig den gesamten Nacken.

Variation: Atmen Sie aus, während Sie den Kopf zur Seite neigen, atmen Sie ein, wenn Sie ihn wieder zur Mitte aufrichten.

Wichtig: *Während der gesamten Übung zeigt Ihr Gesicht nach vorn, die Schultern nicht mitbewegen.*

Bewegliche Schultern – großer Freiraum

Fühlen sich Ihre Schultern häufig steif und auch verspannt an? Dann gönnen Sie ihnen mehr Bewegung und aktivieren Sie die vernachlässigten Muskeln wieder. Profitieren Sie von den positiven Effekten – denn Ihre Energie wird fließen.

Die Schultern trainieren, um Lasten zu schultern

Die Stellung der Schultern und Schulterblätter beeinflusst unsere ganze Körperhaltung. Sie kann daher nicht isoliert, sondern muss im körperlichen Zusammenhang ganzheitlich betrachtet werden. Nicht nur durch einseitige Belastung und dauernde Überlastung, sondern auch durch Unterforderung oder Fehlhaltung kann die Schulter schmerzen. Schulterprobleme können deshalb ebenso auf andere Körperregionen wie Rücken, Nacken oder auch Brustkorb ausstrahlen.

Um dies zu verstehen, machen wir einen kleinen Ausflug in die Anatomie: Der Schultergürtel ist die Basis der oberen Extremitäten und direkt mit dem Brustkorb verbunden. Beschwerden und Verspannungen im Bereich der Brustwirbelsäule hängen deshalb häufig mit Problemen im Schulterbereich zusammen. So führt eine verkürzte Brustmuskulatur zwangsläufig dazu, dass die Schultern nach vorn gezogen werden und damit ein sogenannter Rundrücken begünstigt wird. Diese muskulären Dysbalancen können ausgeglichen werden, indem die oft abgeschwächte Schultermuskulatur gekräftigt und gleichzeitig die Brustmuskulatur gedehnt und entspannt wird. Aus diesem Grund sind im Schulterprogramm auch Übungen enthalten, die indirekt den Brustkorb aktivieren.

Die Schulter – fest und locker zugleich

Der Schultergürtel besteht aus Schlüsselbein und Schulterblatt und verbindet die oberen Extremitäten mit dem Rumpf. Die beiden Schultergelenke stellen die beweglichsten Kugelgelenke des menschlichen Körpers dar. Im Alltag ist diese Beweglichkeit wichtig, da wir auf einen großen Bewegungsspielraum der Arme angewiesen sind, mehr noch als bei den Beinen. Das Schultergelenk ist deshalb leider auch weniger stabil und somit anfälliger für Verrenkungen (Luxationen). Daher muss das Gelenk durch eine ausreichend gekräftigte Muskulatur und durch eine Vielzahl von Bandstrukturen geschützt werden. Zu den wichtigsten Muskeln gehört die sogenannte Rotatorenmanschette, die aus vier Muskeln und ihren Sehnen besteht. Sie verbindet Schultergelenk, Schulterblatt und Oberarmknochen. Ihr kommt also bei sämtlichen Bewegungsrichtungen des Arms eine große Bedeutung zu. Nicht selten gehen Schulterverletzungen mit einem Sehnenriss in der Rotatorenmanschette einher. Im Alter können außerdem Verschleißerscheinungen und degenerative Veränderungen gehäuft zu Sehnenrissen führen.

Halten Sie Ihre Schultern beweglich

Beanspruchung: Die Schultern werden tagtäglich bei einer Vielzahl von Tätigkeiten beansprucht. Sie werden sich ihrer bewusst, wenn deren Beweglichkeit im Alltag bei Überkopfbewegungen gefordert ist, wie beim Kämmen der Haare oder wenn Sie etwas aus dem obersten Fach des Regals holen. Sie spüren Ihre Schultern ebenso beim Putzen, Kochen und Wäscheaufhängen. Auch durch Sportarten mit häufigen und intensiven Überkopfbewegungen, wie Tennis, Badminton, Handball oder Basketball, wird mit zunehmendem Alter die Schulterpartie mehr und mehr spürbar. Diese Beanspruchungen machen Ihnen womöglich noch keine Probleme, jedoch bemerken Sie es rasch, sobald Sie sie überfordert haben: Muskelkater oder auch mal eine Muskelreizung können Sie dann plagen.

Beschwerden: Bemerken Sie bereits erste Anzeichen einer eingeschränkten Schulterbeweglichkeit, wenn Sie sich ankleiden oder den Körper pflegen? Gehören Sie zu denjenigen, die ständig mit hochgezogenen Schultern durch den Tag gehen und deren Schultermuskulatur dementsprechend verspannt ist? Dann sind Sie vielleicht zu sehr Stress und Hektik ausgesetzt, oder Sie nehmen sich vieles zu sehr zu Herzen und ziehen unwillkürlich den Kopf ein. Sie spüren geradezu die Last, die Ihnen sprichwörtlich auferlegt wird. Wahrscheinlich gehören Sie aber auch zu denjenigen, die am Bildschirm arbeiten und deshalb ständig nach der PC-Maus greifen und unablässig klicken und tippen müssen. Diese und andere Hand- und Fingertätigkeiten sind nicht nur für Finger-, Hand- und Ellbogengelenke enorm belastend, sondern auch für den Schulterbereich.

Schmerzen: Fühlen sich Ihre Schultergelenke aufgrund von Verschleißerscheinungen schon unbeweglich und steif an? Oder fürchten Sie gar die Entstehung einer Gelenksentzündung, weil Sie die Schultern aufgrund von Schmerzen kaum noch bewegen können und das Gelenk nicht mehr ausreichend geschmiert wird? Treten quälende Schmerzen bei Überkopf- und Drehbewegungen auf, wie es bei einer sogenannten Kalkschulter der Fall ist?

Dies sollten Sie beim Üben beachten:

- Bedenken Sie, dass eine aufrechte Körperhaltung das Training intensiviert und zugleich die Schultern entlastet.

- Achten Sie bei den Wahrnehmungs- und Achtsamkeitsübungen bewusst darauf, die Schultern entspannt zu lassen, sie also nicht hochzuziehen oder zu weit nach vorn oder nach hinten zu schieben.

- Sollten Sie bei einzelnen Übungen das Gefühl haben, dass sich Ihre Verspannungen im Schulterbereich verstärken, beenden Sie die Durchführung vorzeitig.

Übungsprogramm für entspannte Schultern

Ihre Top 7 auf einen Blick

Wahrnehmung

1. Fühlen Sie in Ihre Schultern   bis 1 Min.

Mobilisation

2. Kreisen Sie Ihre Schultern   bis ½ Min.

3. Spannen Sie an, um zu entspannen   bis 1 Min.

4. Richten Sie die Schultern auf   bis 1 Min.

Kräftigung und Dehnung

5. Dehnen und kräftigen Sie im Wechsel   bis 1 ½ Min.

Achtsamkeit

6. Lockern Sie Ihre Schultern   bis 1 ½ Min.

7. Lassen Sie bewusst los   bis 1 Min.

Wahrnehmung

Fühlen Sie in Ihre Schultern

Das bringt's: Die Einstiegsübung dient dazu, die Aufmerksamkeit auf die Schulterregion zu lenken und diese ganz bewusst wahrzunehmen.

Und so geht's

- Setzen oder stellen Sie sich aufrecht hin. Richten Sie Ihren Blick nach vorn und ziehen Sie das Brustbein in Richtung Decke. Halten Sie den Kopf in Verlängerung der Wirbelsäule, sodass der Nacken lang ist.
- Versuchen Sie nun, sich ausschließlich auf den Schulterbereich zu konzentrieren: Wie fühlen sich Ihre Schultern an? Wo liegen Ihre Schultern? Fallen sie nach vorn? Lassen Sie die Schultern tatsächlich hängen? Oder ziehen Sie die Schultern angestrengt nach oben?
- Wenn Sie einige der vorangegangenen Fragen mit Ja beantworten können, schärfen Sie nun Ihr Bewusstsein umso mehr: Versuchen Sie also zunächst einmal, bewusst loszulassen und die Schultern locker hängen zu lassen. Spüren Sie, wie die Schultern durch die Schwerkraft in ihre Position gerückt werden, ohne dass Sie dabei irgendwie nachhelfen.

Variation: Um die Übung zu intensivieren, können Sie auch die Augen schließen, damit Ihre Konzentration voll und ganz auf den Schulterbereich gelenkt wird.

Mobilisation

Lassen Sie Ihre Schultern kreisen

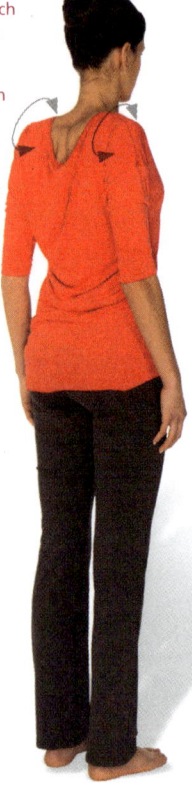

Den Blick nach vorn richten

Die Schultern nach hinten kreisen – zuerst klein, dann größer werdend

Der Oberkörper ist aufrecht

Das bringt's: Diese Übung dient der Mobilisation des Schultergelenks und der Lockerung der Schultermuskulatur. Zudem ergibt sich beim Rückwärtskreisen eine Öffnung des Brustkorbs, die der im Alltag oft unbewusst auftretenden, nach vorn hängenden Haltung der oberen Rückenpartie entgegenwirkt.

Und so geht's

- Nachdem Sie die empfohlene Ausgangsposition eingenommen haben, lassen Sie bei aufrechter Körperhaltung die Arme zunächst entspannt hängen.
- Nun beginnen Sie, mit den Schultern 3- bis 4-mal rückwärts zu kreisen. Führen Sie zunächst kleinere Kreisbewegungen durch, versuchen Sie dann, den gesamten Bewegungsspielraum mit möglichst großen Kreisen auszunutzen. Ihr Blick ist dabei nach vorn gerichtet. Es gilt stets: Gestalten Sie die Bewegung langsam und bewusst!
- Wechseln Sie anschließend die Bewegungsrichtung und kreisen Sie mit den Schultern 3- bis 4-mal vorwärts.
- Beenden Sie die Übung in jedem Fall mit einem weiteren Rückwärtskreisen, um dem alltäglichen Nach-vorn-Hängen der Schultern entgegenzuwirken.

Spannen Sie an, um zu entspannen

Das bringt's: Ziel dieser Übung ist es, durch den Wechsel von Anspannung und anschließendem Lösen der Spannung ein besonders intensives Entspannungsgefühl zu erreichen.

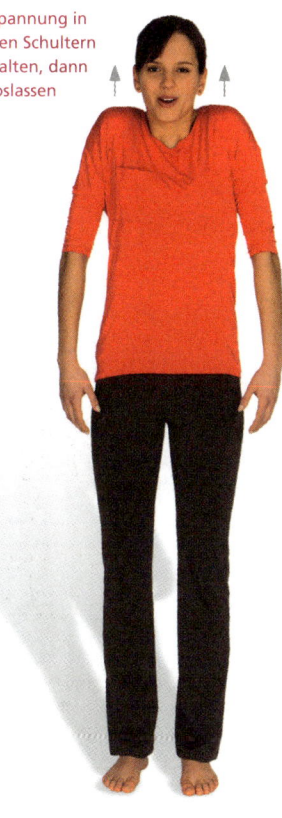

Spannung in den Schultern halten, dann loslassen

Und so geht's

- Lassen Sie die Arme locker hängen. Ihr Blick ist nach vorn gerichtet.
- Ziehen Sie dann, während Sie tief einatmen, langsam beide Schultern so weit wie möglich in Richtung Ohren nach oben.
- Halten Sie nun für einen Moment die Luft an und ziehen Sie gleichzeitig die Schultern nach oben. Hierbei können Sie ganz bewusst mögliche Verspannungen im Schulterbereich erspüren.
- Mit der Ausatmung lassen Sie die Schultern wieder sinken.
- Wiederholen Sie den Bewegungsablauf im Rhythmus Ihrer Atmung mehrmals hintereinander.

Variationen

- Ziehen Sie die Schultern im Wechsel nach oben, um Ihre Konzentration nur auf eine Schulter zu lenken und beide Seiten zu vergleichen.
- Intensivieren Sie das Loslassen, indem Sie das Ausatmen mit dem Ausstoßen eines kurzen, prägnanten Lauts verbinden, zum Beispiel mit einem kräftigen »Ha«.

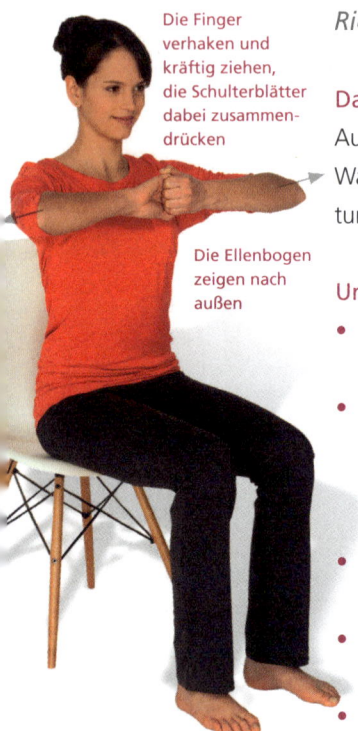

Die Finger verhaken und kräftig ziehen, die Schulterblätter dabei zusammendrücken

Die Ellenbogen zeigen nach außen

Richten Sie die Schultern auf

Das bringt's: Mit dieser Übung erzielen Sie eine Aufrichtung des Schultergürtels und schulen Ihre Wahrnehmung. Zugleich kräftigen Sie die Muskulatur in der Schulterregion.

Und so geht's

- Haken Sie die Finger auf Brusthöhe ineinander, die Ellbogengelenke zeigen dabei nach außen.
- Bauen Sie nun Spannung auf, indem Sie die Ellenbogen fest auseinanderziehen und gleichzeitig die Schulterblätter leicht zusammendrücken.
- Spüren Sie dabei den Zug nach außen an den ineinander verhakten Fingern.
- Halten Sie die Anspannung für 3 Atemzüge – das entspricht circa 10 Sekunden.
- Anschließend lösen Sie langsam die Spannung und machen eine kurze Pause.
- Möchten Sie den Trainingsreiz noch erhöhen, wiederholen Sie die Übung mehrmals hintereinander, solange es Ihnen guttut.

Variation: Haken Sie die Finger nach einer Wiederholung andersherum ineinander.

Kräftigung und Dehnung

Dehnen und kräftigen Sie im Wechsel

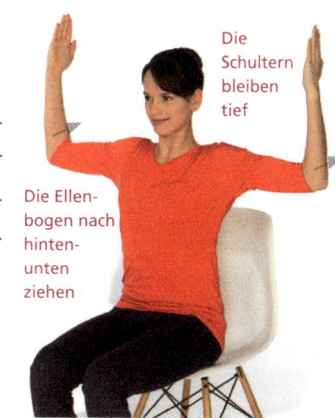

Die Schultern bleiben tief

Das bringt's: Auch hier wird zunächst die Schulterblattmuskulatur aktiviert, aber nun mit einer Dehnung kombiniert. Nach der Kräftigung werden Sie die anschließende Dehnung intensiv spüren und als Wohltat empfinden.

Die Ellenbogen nach hinten-unten ziehen

Und so geht's

- Stellen oder setzen Sie sich aufrecht hin. Winkeln Sie die Arme auf Schulterhöhe so an, dass die Finger nach oben weisen – Sie bilden mit den Armen ein »U«.
- In dieser Position ziehen Sie nun die Arme nach hinten, die Ellenbogen leicht nach unten und drücken somit die Schulterblätter zusammen. Halten Sie hier für 2–3 Atemzüge inne.

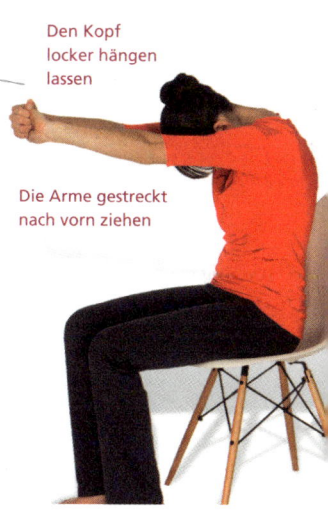

Den Kopf locker hängen lassen

Die Arme gestreckt nach vorn ziehen

- Nun haken Sie Ihre Finger vor der Brust ineinander und schieben die gestreckten Arme auf Schulterhöhe so weit wie möglich nach vorn. Spüren Sie, wie sich die Schulterblätter voneinander entfernen? Ihr oberer Rücken wird dabei rund. Der Kopf hängt locker nach unten. Halten Sie wieder für 2–3 Atemzüge inne.
- Wiederholen Sie den gesamten Bewegungsablauf bis zu 4-mal.

Wichtig: *Achten Sie insbesondere beim Nachhinten-Ziehen der Ellenbogen darauf, dass die Schultern tief bleiben.*

Achtsamkeit

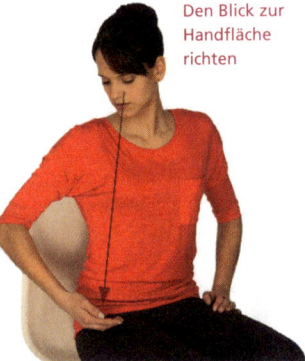

Den Blick zur Handfläche richten

Lockern Sie Ihre Schultern

Das bringt's: Diese ganzheitliche Bewegungsabfolge wird im Rhythmus Ihrer Atmung durchgeführt und hilft Ihnen, den Schulterbereich zu entspannen.

Und so geht's

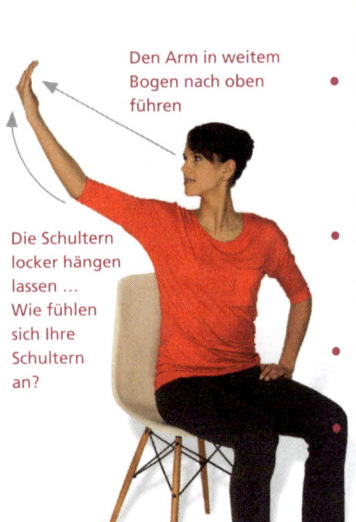

Den Arm in weitem Bogen nach oben führen

Die Schultern locker hängen lassen … Wie fühlen sich Ihre Schultern an?

- Stellen oder setzen Sie sich aufrecht hin und bringen Sie Ihre rechte Hand mit nach oben gedrehter Handfläche auf Hüfthöhe vor Ihren Körper. Richten Sie den Blick auf Ihre Handfläche. Der Ellenbogen ist nur leicht angewinkelt.
- Beginnen Sie mit der Einatmung, den rechten Arm langsam seitlich anzuheben und führen Sie ihn möglichst weit nach hinten oben. Ihr Blick folgt stets der Handfläche.
- Mit der Ausatmung senken Sie den Arm wieder langsam ab. Ihr Blick ist weiterhin auf die Handfläche gerichtet.
- Wiederholen Sie diese Bewegung 3- bis 4-mal im Rhythmus Ihrer Atmung.
  Halten Sie dann kurz inne und lenken Sie die Konzentration bewusst auf den Schulterbereich. Vielleicht fühlen Sie bereits den Unterschied zwischen Ihren beiden Schultern.
- Anschließend führen Sie die Bewegung mit dem linken Arm aus.
- Zum Abschluss lenken Sie nochmals die Konzentration für einige Atemzüge auf den Schultergürtel und spüren der Bewegung nach.

Lassen Sie bewusst los

Das bringt's: Trainieren Sie abschließend Ihre Acht-samkeit, indem Sie die Aufmerksamkeit wie in der ersten Übung nochmals bewusst in die Schultern lenken.

Und so geht's

- Stellen Sie sich für diese Achtsamkeitsübung aufrecht hin und lassen Sie Arme und Schultern ganz entspannt hängen. Schließen Sie dabei Ihre Augen, so verstärkt dies Ihre Wahrneh-mung. Ihre Atmung ist ruhig und gleichmäßig.
- Versuchen Sie nun, sich noch einmal ausschließ-lich auf den Schulterbereich zu konzentrie-ren: Fühlen sich Ihre Schultern anders an als zu Beginn der Übungen? Wie liegen Ihre beiden Schultern nun? Lassen Sie die Schultern tatsäch-lich hängen? Fühlen sich Ihre Schultern gelöster an?
- Lassen Sie jetzt noch einmal bewusst los und die Schultern ganz locker hängen.

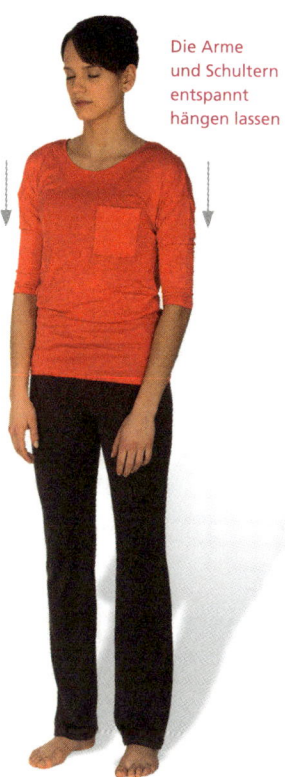

Die Arme und Schultern entspannt hängen lassen

Freier Brustkorb – fließender Atem

*Durch zu langes Sitzen geraten wir unbewusst in eine
ständig gebeugte Haltung. Das führt zu einer Dehnspannung im Bereich der Brustwirbelsäule und zu einem
Rundrücken. Richten Sie sich wieder auf und geben
Sie Ihrem Brustkorb mehr Raum.*

Sorgen Sie wieder für freies Atmen

Unser Brustkorb ist ein wichtiger Körperteil, da er eine zentrale Rolle bei
der Aufrichtung unseres Oberkörpers spielt. Außerdem werden durch ihn
Stimmungen und Gefühle widergespiegelt, die sich in unserer Haltung aus-
drücken. Fühlen wir uns unsicher, sind ängstlich, gestresst, abgespannt
oder lust- und antriebslos, ziehen wir unwillkürlich den Brustkorb ein und
lassen die Schultern hängen. Eine breite Brust hingegen zeugt von Selbst-
bewusstsein. Sie wirkt sich auf die gesamte Haltung aus, da sie den ganzen
Körper aufrichtet, die Wirbelsäule gerade rückt und den Kopf wieder in
eine Stellung bringt, die den Blick nach vorn lenkt und ihm Respekt ver-
leiht. Auch aus rein muskulärer Sicht ist es bedeutsam, im Alltag eine aufrechte Körperhaltung anzustreben und diese immer wieder möglichst lang
und bewusst einzunehmen. Denn durch eine ständig gebeugte Haltung
des Oberkörpers wird der Rücken dauerhaft überdehnt, ein Rundrücken ist
die Folge. Wenn zugleich die Brustmuskulatur immer seltener gedehnt
wird, verkürzt sie sich. Häufig wird dadurch gleichzeitig die Nacken- und
Kiefermuskulatur überlastet. Allein durch das Aufrichten des Oberkörpers
vermindern Sie augenblicklich die Dehnspannung im Brustbereich, die
Muskeln werden spürbar entlastet. Übungen für den Brustkorb wirken sich
nicht nur auf Ihre Körperhaltung, sondern auch auf die Psyche aus, denn
ein aufgerichteter Brustkorb befreit, entspannt und kann Stress reduzieren.

Energie tanken durch eine freie Atmung

Der Brustkorb ist eine flexible Konstruktion aus Muskelschichten, Knochen, Knorpel und Gelenken. Er besteht aus dem Brustbein, der Brustwirbelsäule mit zwölf Wirbeln sowie zwölf Rippenpaaren. Über Knorpelverbindungen sind die Rippen mit dem Brustbein verbunden und gehen mit der Wirbelsäule eine gelenkige Verbindung ein. Der Brustkorb umschließt die Organe der Brusthöhle, wie die Lunge oder das Herz. Somit nimmt er eine zentrale Schutzfunktion ein. Des Weiteren ist der Brustkorb auch eng mit der Atmung verbunden: Wird die Beweglichkeit der zwischen den Rippen liegenden Muskeln gefördert, kann das zu einer besseren, vertieften Atmung führen. Einer der wichtigsten Atemmuskeln ist das Zwerchfell, zahlreiche Atemhilfsmuskeln unterstützen die Ein- und Ausatmung. Dazu gehören Muskeln der Hals-, Bauch- und Brustmuskulatur. Außerdem trägt eine verbesserte Atemmuskulatur dazu bei, Schmerzen und Verspannungen im Nacken-, Schulter-, Brust- und Lendenbereich zu lösen.

Lassen Sie Ihrem Brustkorb mehr Freiraum

Beanspruchung: Spüren Sie eine gewisse Enge im Brustkorb? Sitzen Sie an Ihrem Arbeitsplatz meist mit einer gekrümmten Wirbelsäule und engen so Ihren Brustkorb ein? Jedoch fühlen Sie sich dadurch nicht beeinträchtigt? Damit dies auch so bleibt, achten Sie bereits jetzt schon bewusst auf Ihre Umgebung. Holen Sie immer mal wieder tief Luft und arbeiten Sie an einer aufrechten Haltung und somit an Ihrem Brustkorb. Sie werden sich weniger beengt fühlen, Ihr Blick ist nach vorn statt zum Boden gerichtet, Sie werden mehr Energie haben.

Beschwerden: Blockaden der Brustwirbelsäule und der Rippenwirbelgelenke sind Ursache und Auslöser vieler Beschwerden wie Schlafstörungen, Herzklopfen und Herzjagen, Atembeklemmungen oder eingeschlafene Arme sowie Verdauungsstörungen. Dabei ist es schwierig, zwischen psychischen und physischen Ursachen und Folgen zu unterscheiden. So nutzen

Menschen, die beispielsweise unter Angst oder muskulären Verspannungen leiden, nur etwa ein Drittel ihrer Atemkapazität. Tritt eventuell zusätzlich eine bedrohliche Situation ein, können diese Menschen auch zu einer Hyperventilation (unphysiologisch vertiefte oder beschleunigte Atmung) neigen.

Schmerzen: Fühlen Sie sich in Ihrer Atmung dauerhaft eingeschränkt? Haben Sie das Gefühl, Ihre Nackenmuskulatur ist chronisch überlastet? Ist die aufrechte Haltung bereits mit Schmerzen verbunden und droht dadurch eine permanent nach vorn geneigte Körperhaltung? Wenn Wirbelverformungen durch Osteoporose ausgeschlossen werden können, ist es an der Zeit, dass Sie aktiv werden. Wirken Sie mit zielgerichteter Körperarbeit einer solchen dauerhaft zu werden drohenden, ungünstigen Körperhaltung entgegen. Eine physiotherapeutische Behandlung und das hier vorgestellte Programm können sich sinnvoll ergänzen.

Das sollten Sie beim Üben beachten:

- Achten Sie darauf, dass Sie während der Übungen problemlos atmen können. Sollten Sie dennoch einmal das Gefühl haben, Ihre Lunge sei »eingeklemmt«, führen Sie die entsprechende Übung weniger intensiv durch oder beenden Sie sie vorzeitig.

- Behalten Sie während des Trainings – wenn nicht anders vorgegeben – eine aufrechte Körperhaltung bei. Geben Sie Ihrem Brustkorb Freiraum, indem Sie ihn immer wieder aufrichten und etwas nach vorn schieben. Zusätzlich können Sie Schultern und Arme nach hinten ziehen, um den Brustkorb immer wieder zu öffnen.

- Arbeiten Sie bei den Übungen ausschließlich mit der Brustwirbelsäule und sorgen Sie für Stabilität in Ihrem Lendenbereich, sodass Sie nicht unwillkürlich in ein zu starkes Hohlkreuz geraten. Achten Sie darauf, dass Sie möglichst die natürliche Wirbelsäulenkrümmung beibehalten.

Übungsprogramm für einen freien Brustkorb

Ihre Top 9 auf einen Blick

Wahrnehmung

1. Holen Sie entspannt Luft	bis 1 Min.

Mobilisation und Dehnung

2. Neigen Sie die Brustwirbelsäule zur Seite	bis 1 Min.
3. Weiten Sie Ihren Brustkorb	bis 1 Min.
4. Umarmen Sie die Welt	bis 1 Min.
5. Drehen Sie Ihren Brustkorb	bis 1 ½ Min.
6. Machen Sie den Schultergürtel mobil	bis 1 Min.

Kräftigung

7. Strecken Sie Ihren Brustkorb	bis 1 Min.
8. Bauen Sie Druck auf	bis 1 Min.

Achtsamkeit

9. Tanken Sie Energie	bis 1 Min.

Wahrnehmung

Holen Sie entspannt Luft

Das bringt's: Mit dieser Übung erfahren Sie, wie die Körperhaltung sowohl mit der Stimmung als auch mit einer vertieften Atmung zusammenhängt. Sie führt unmittelbar in einen entspannten und konzentrierten, den Brustraum fokussierenden Zustand.

Und so geht's

- Stellen Sie sich aufrecht hin und lassen Sie Ihren Oberkörper absichtlich in eine schlaffe Haltung fallen. Hierbei können Sie die Schultern etwas nach vorn hängen lassen. Auch Ihr Blick wird sich unwillkürlich mehr zum Boden richten.
- Lenken Sie jetzt Ihre Aufmerksamkeit für 5–10 Sekunden auf den Brustkorbbereich sowie auf die Haltung Ihres Oberkörpers.
- Anschließend richten Sie den Oberkörper ganz bewusst auf und öffnen Ihren Brustkorb, indem Sie die Schultern nach hinten unten ziehen und das Brustbein in Richtung Decke schieben. Ihr Blick ist jetzt nach vorn gerichtet.
- Legen Sie nun die Hände auf den unteren Rippenbogen und nehmen Sie 3–5 tiefe Atemzüge. Versuchen Sie dabei, die Atemluft dorthin zu lenken, wo sich Ihre Hände befinden, und spüren Sie, wie sich Ihr Brustkorb mit der Einatmung weitet und hebt und sich mit der Ausatmung wieder zusammenzieht und senkt.

Mobilisation und Dehnung

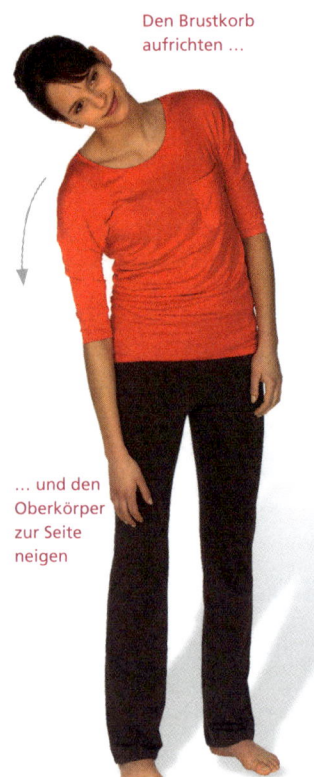

Den Brustkorb aufrichten …

Neigen Sie die Brustwirbelsäule zur Seite

Das bringt's: Die Seitneigung dient der Mobilisation und Dehnung der Brustwirbelsäule, zugleich werden Atmung und Beanspruchung der seitlichen Nacken- und Schultergürtelmuskulatur gekoppelt.

Und so geht's

… und den Oberkörper zur Seite neigen

- Stellen Sie sich mit hüftbreit geöffneten Beinen aufrecht hin, lassen Sie Ihre Arme locker hängen.
- Richten Sie nun den Brustkorb auf, indem Sie Schultern und Schulterblätter nach hinten unten ziehen.
- Atmen Sie tief ein. Mit der Ausatmung neigen Sie Ihren Oberkörper langsam zur rechten Seite, sodass sich Ihre rechte Hand in Richtung Boden bewegt. Die Körpervorderseite bleibt dabei frontal nach vorn ausgerichtet.
- Mit der Einatmung richten Sie den Oberkörper wieder im selben langsamen Tempo zur Mitte auf.
- Anschließend führen Sie die Bewegung zur linken Seite aus.
- Wiederholen Sie die Seitneigung des Oberkörpers zu beiden Seiten im Wechsel etwa 3- bis 4-mal im Rhythmus Ihrer Atmung.

Wichtig: *Achten Sie darauf, dass Sie hier nur die Brustwirbelsäule zur Seite neigen und sowohl Lendenwirbelsäule als auch Hüften stabil bleiben und nicht mitdrehen oder kippen.*

Weiten Sie Ihren Brustkorb

Das bringt's: Mit dieser Übung wird die Brustmuskulatur aktiv gedehnt und gleichzeitig die Schultermuskulatur gekräftigt. Das bewirkt eine Entlastung
der Wirbelsäule und eine Ausweitung des Brust-
raums. Zudem werden Sie dafür sensibilisiert, auch
in der Anspannung weiterzuatmen.

Und so geht's

- Stellen Sie sich mit hüftbreit geöffneten Beinen
  aufrecht hin.
- Führen Sie nun die Arme hinter den Körper und
  greifen Sie mit den Fingern ineinander.
- Strecken Sie die Arme durch und schieben Sie
  sie gleichzeitig nach hinten unten. Dabei ziehen
  Sie die Schultern nach hinten und drücken die
  Schulterblätter zusammen. Hierbei öffnet sich
  der Brustkorb, und Sie können die Dehnung in
  der Brustmuskulatur spüren.
- Halten Sie die Spannung für 2–3 Atemzüge und
  lösen Sie sie dann. Lassen Sie dabei die Arme
  hinter dem Körper und die Finger verschränkt.
- Wiederholen Sie die Übung 2- bis 4-mal.

Wichtig: *Möglicherweise können Sie die Spannung
anfangs nur kurz halten, und die Arme sind nah am
Körper. Üben Sie regelmäßig, können Sie die An-
spannungszeit ausdehnen und mit jedem Mal auch
die Arme etwas weiter anheben.*

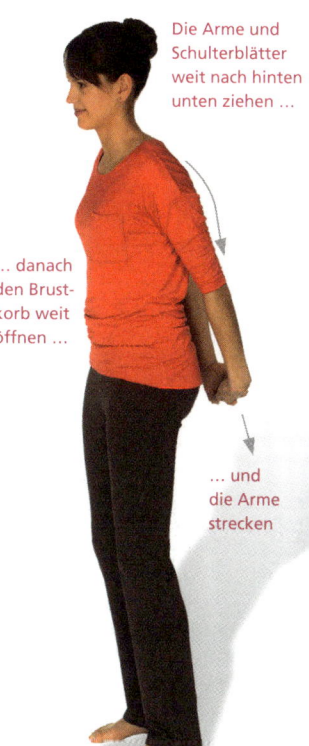

Die Arme und
Schulterblätter
weit nach hinten
unten ziehen …

… danach
den Brust-
korb weit
öffnen …

… und
die Arme
strecken

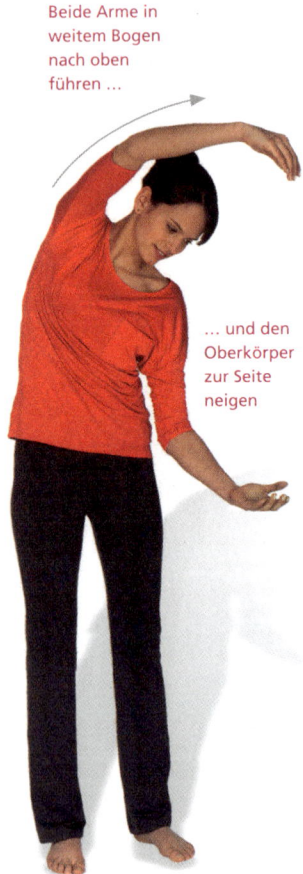

Beide Arme in weitem Bogen nach oben führen ...

... und den Oberkörper zur Seite neigen

Umarmen Sie die Welt

Das bringt's: Mit dieser Übung dehnen Sie Ihre Zwischenrippenmuskulatur.

Und so geht's

- Stellen oder setzen Sie sich mit hüftbreit geöffneten Beinen hin, die Arme hängen locker herab.
- Führen Sie nun den rechten Arm langsam in einem weiten Bogen seitlich so weit wie möglich über den Kopf, bis eine angenehme Dehnung in der rechten Seite des Oberkörpers spürbar ist. Ihre Fingerspitzen zeigen dabei zur Decke, Ihr linker Arm hängt locker nach unten.
- Senken Sie dann den Arm diagonal zur linken Seite ab. Aber nur so weit, dass sich Ihr Arm noch über dem Kopf befindet. Dabei neigt sich der Oberkörper zur Seite.
- Jetzt heben Sie den linken Arm seitlich etwas an und stellen sich vor, Sie würden mit beiden Armen die Welt umarmen. In dieser Position können Sie den Atem für einen Moment anhalten, aber nur, wenn Ihnen die Dehnung angenehm ist.
- Halten Sie in der Umarmungsposition kurz inne und führen Sie anschließend den rechten Arm wieder langsam in einem weiten Bogen zurück zur rechten Körperseite, bevor Sie mit dem linken Arm beginnen, die Welt zu umarmen.
- Absolvieren Sie pro Arm 2–3 Wiederholungen und atmen Sie mit dem Anheben des Arms ein und mit dem Absenken aus.

Drehen Sie Ihren Brustkorb

Das bringt's: Durch die Drehung und gleichzeitige Aufrichtung des Oberkörpers dehnen Sie die Seiten Ihres Rumpfes intensiv. Zudem trainieren Sie die Beweglichkeit in Brust- und Halswirbelsäule.

Und so geht's

- Setzen Sie sich aufrecht auf einen Stuhl und schlagen Sie das linke Bein über das rechte.
- Legen Sie nun die rechte Hand an der Außenseite des linken Oberschenkels ab und platzieren Sie die linke Hand knapp hinter dem Gesäß. Atmen Sie ein.
- Drehen Sie mit der Ausatmung langsam Oberkörper und Kopf nach links. Gleichzeitig üben Sie mit der rechten Hand durch leichten Zug einen Gegendruck auf den Oberschenkel aus, sodass Sie noch etwas weiter in die Drehung gehen. Wenn Sie möchten, verweilen Sie hier für einen Atemzug.
- Mit der Einatmung drehen Sie Oberkörper und Kopf wieder zur Mitte und lösen die Anspannung in der rechten Hand.
- Pausieren Sie für 1–2 Atemzüge und wiederholen Sie die Drehung zur linken Seite insgesamt bis zu 3-mal.
- Wechseln Sie dann die Seite.

Variation: Variieren Sie den Druck, den Sie auf Ihren Oberschenkel ausüben nach Tagesform.

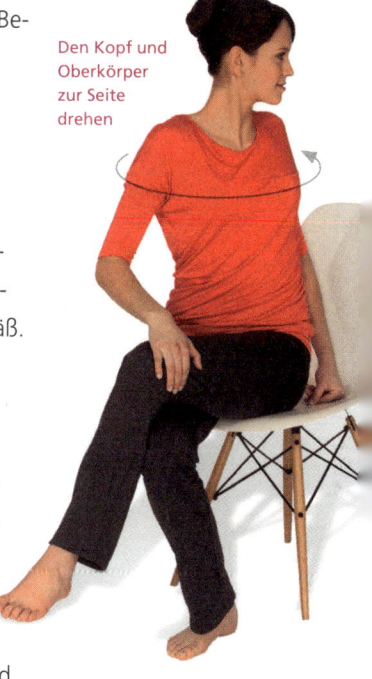

Den Kopf und Oberkörper zur Seite drehen

Mit der Hand leicht gegen den Oberschenkel drücken

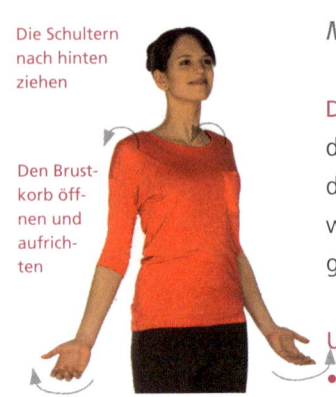

Die Schultern nach hinten ziehen

Den Brustkorb öffnen und aufrichten

Die Hände öffnen, die Daumen drehen nach außen

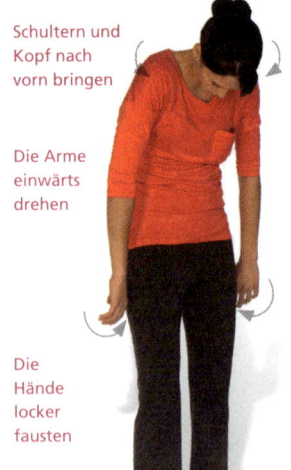

Schultern und Kopf nach vorn bringen

Die Arme einwärts drehen

Die Hände locker fausten

Machen Sie den Schultergürtel mobil

Das bringt's: Verbessern Sie nun die Beweglichkeit des Schultergürtels und mobilisieren Sie zugleich die Brustwirbelsäule. Sie spüren vielleicht erneut, wie sehr Körperhaltung und Psyche zusammenhängen. Aufrichten befreit!

Und so geht's

- Nehmen Sie einen aufrechten, hüftbreiten Stand ein, ballen Sie die Hände locker zu Fäusten und spreizen Sie die Daumen ab. Ihr Blick ist nach vorn gerichtet.
- Atmen Sie ein und drehen Sie die Schultern und Arme nach hinten, sodass sich der Brustkorb öffnet. Dabei ziehen Sie die Schulterblätter zusammen und drehen die Arme so, dass die Daumen nun nach außen zeigen. Kopf und Oberkörper sind aufgerichtet.
- Mit der Ausatmung senken Sie Ihre Schultern, Ihren Oberkörper und Kopf wieder leicht nach vorn ab und drehen dabei die Daumen nach innen zum Körper. Schulter- und Brustmuskulatur sind in dieser Position entspannt.
- Führen Sie das Aufrichten und Absenken der Brustwirbelsäule in fließendem Wechsel 3- bis 4-mal hintereinander im Rhythmus Ihrer Atmung aus.

Kräftigung

Strecken Sie Ihren Brustkorb

Das bringt's: Mit dieser Übung fördern Sie die Streckung der Brustwirbelsäule und kräftigen gleichzeitig die Rückenmuskulatur. Dadurch werden nicht nur Muskelverspannungen gemindert oder gelöst, es wird auch einem Rundrücken entgegengewirkt.

Den Kopf leicht in den Nacken legen

Den Brustkorb lang machen

Den Bauchnabel nach innen ziehen

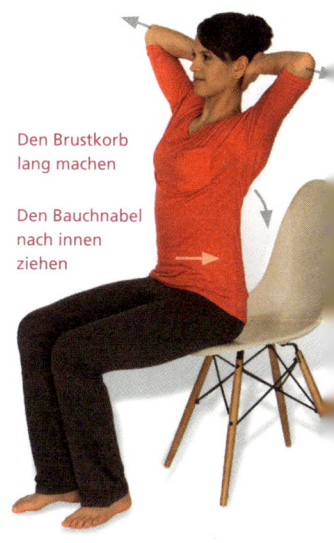

Und so geht's

- Setzen Sie sich aufrecht hin und stellen Sie die Beine hüftbreit auf.
- Verschränken Sie die Hände am Hinterkopf und strecken Sie die Ellbogen weit zu den Seiten. Ziehen Sie zusätzlich den Bauchnabel in Richtung Wirbelsäule, um eine Bauchspannung aufzubauen und ein Hohlkreuz zu vermeiden.
- Mit der Einatmung strecken Sie nun die Brustwirbelsäule, indem Sie den Schultergürtel leicht nach hinten neigen. Achten Sie darauf, den Kopf nur so weit in den Nacken zu nehmen, dass Sie ruhig weiteratmen können. Diese Position sollte in jedem Fall angenehm sein.
- Halten Sie diese Position für 3–5 Atemzüge und kommen Sie mit der Ausatmung wieder langsam in die aufrechte Haltung zurück.
- Schließen Sie bis zu 2 Wiederholungen an.

Wichtig: *Achten Sie darauf, während der Ausführung die Bauchspannung zu halten, um die Lendenwirbelsäule zu stabilisieren.*

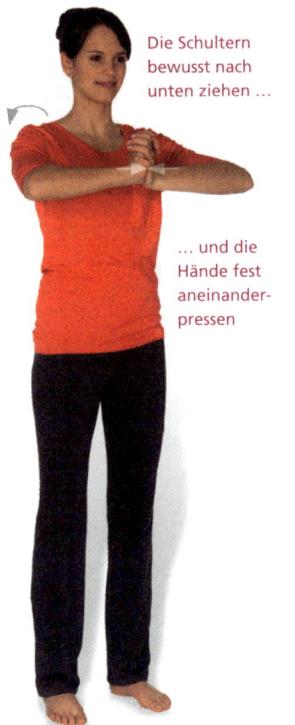

Die Schultern bewusst nach unten ziehen …

… und die Hände fest aneinanderpressen

Bauen Sie Druck auf

Das bringt's: Sie kräftigen mit dieser Übung sowohl die Brust- als auch Armmuskulatur. Bei der Ausführung sollten Sie unbedingt darauf achten, die Schultern bewusst nach unten zu bewegen – im Gegensatz zu Stresssituationen beispielsweise, in denen man unwillkürlich die Schultern hochzieht.

Und so geht's

- Legen Sie in einer aufrechten Position – sitzend oder stehend – die Handflächen auf Brusthöhe aneinander. Die Fingerspitzen zeigen anfangs zur Decke und die Ellenbogen nach außen. Ziehen Sie die Schultern weg von den Ohren und bewusst nach unten.
- Bauen Sie nun langsam Druck auf, indem Sie die Handflächen fest aneinanderpressen. Halten Sie diese Spannung für etwa 3 tiefe Atemzüge.
- Anschließend lösen Sie die Spannung. Sie können entweder die Handflächen in dieser Position belassen oder aber auch die Hände kurz lockern.
- Wiederholen Sie die Übung noch 2- bis 3-mal.

Achtsamkeit

Tanken Sie Energie

Das bringt's: Körperliche Aktivität fördert Ihre mentale Stärke. Mit dieser Übung tun Sie nicht nur Gutes für Ihren Körper, sondern auch für den Geist.

Und so geht's

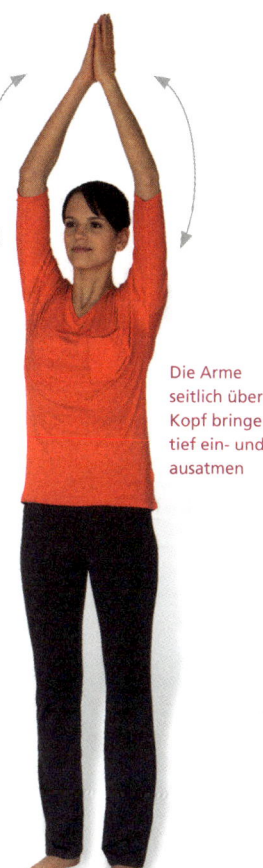

Die Arme seitlich über Kopf bringen, tief ein- und ausatmen

- Diese Abschlussübung können Sie im Stehen und im Sitzen durchführen.
- Nehmen Sie die Arme während des Einatmens in einem weiten Bogen seitlich nach oben über Ihren Kopf und legen Sie die Handflächen aneinander. Die Arme sind locker gebeugt.
- Halten Sie diese Stellung für 2–3 Atemzüge.
- Bringen Sie anschließend mit dem Ausatmen die Arme wieder langsam über die Seiten nach unten und drehen Sie die Handflächen zum Boden.
- Tanken Sie durch eine tiefe Atmung Energie, verstärken Sie Ihr Bewusstsein, indem Sie die Augen schließen. Stellen Sie sich beim Einatmen vor, Sie würden mit Ihren Armen in der Aufwärtsbewegung positive Energie aufnehmen, beim Ausatmen und Absenken der Arme hingegen negative Energien von sich wegleiten.
- Wiederholen Sie den Bewegungsablauf 2- bis 3-mal ganz bewusst in Ihrem eigenen Atemrhythmus. Spüren Sie dann in Ihren Brustkorb hinein, ob sich dieser weiter oder geöffneter anfühlt.

Starker Rücken – aufrechte Haltung

Ergreifen Sie jede Chance, Ihren Rücken zu bewegen und die Muskulatur zu kräftigen, denn Bewegungslosigkeit begünstigt Rückenschmerzen. Ob im Büro oder anderswo – zeigen Sie Ihrer Wirbelsäule, wie flexibel sie ist.

Zeigen Sie Rückenschmerzen die Rote Karte

Die Auffassung, dass Schonung im Umgang mit Rückenleiden hilft, ist nicht nur veraltet, sondern auch falsch. Eine entspannte und zugleich gestärkte Rückenmuskulatur kann nur durch zielgerichtete und regelmäßige Anspannung und Bewegung erreicht werden. Das beginnt bereits bei einer regelmäßigen Variation der Sitzhaltung, sodass die Wirbelsäule nicht allzu lange in einer statischen Position verharren muss. Wenig Bewegung im Alltag, einseitige Tätigkeiten, statisches Sitzen und psychische Faktoren wie Stress, Burn-out oder Depressionen, manifestieren sich als Schmerz im Rücken. So sind Rückenleiden in der westlichen Welt mittlerweile eine der am häufigsten vorkommenden Zivilisationskrankheiten.

Rückenbeschwerden können jedoch gelindert und sogar vermieden werden. Dabei ist allerdings eine gehörige Portion Eigenverantwortung gefordert. Aufrechtes statisches Sitzen allein hilft nicht! Dauerhaft wirksam ist ein Wechsel von dynamischem Sitzen, Stehen und Gehen. Eine besondere Bedeutung kommt dabei der tiefer liegenden Rücken- und Bauchmuskulatur zu. Ein gezieltes Rückentraining wirkt Dauerbelastungen entgegen – und das mit nur wenigen Übungen zwischendurch zur Mobilisation und Kräftigung.

Die Wirbelsäule stabilisieren und beweglich halten

Unsere Wirbelsäule besteht aus 24 freien Wirbelkörpern sowie dem Kreuzbein und Steißbein. Trotz ihrer knöchernen Struktur ist sie enorm beweglich: Dies gewährleisten die einzelnen Wirbelsegmente, die aus je zwei Wirbelkörpern und der dazwischenliegenden Bandscheibe bestehen. Die typische doppelte S-Form der Wirbelsäule, bei der sich von der Seite betrachtet die Brustwirbelsäule nach vorn krümmt, verstärkt die Beweglichkeit zusätzlich. Grundlage für eine aufrechte und flexible Haltung ist die unwillkürliche, nahe am Skelett liegende (autochthone) Muskulatur. Da die Wirbelsäule vielfältigen Belastungen ausgesetzt ist, muss sie zusätzlich durch ein ausreichend gekräftigtes Muskelkorsett stabilisiert und geschützt werden. Eine verkürzte Muskulatur schränkt die Beweglichkeit ein. Fehl- und Überbelastungen sowie daraus resultierende Rückenschmerzen sind deshalb vorprogrammiert. Das hier vorgestellte Trainingsprogramm lässt Sie im Alltag wieder achtsamer mit Ihrer Wirbelsäule umgehen. Es macht Sie auch sensibler dafür, wo die Grenzen ihrer Belastbarkeit sind, wenn Sie schwere Gegenstände, wie einen Getränkekasten, heben.

Rückenbeschwerden aktiv entgegenwirken

Beanspruchung: Fast jeder Mensch hat im Laufe seines Lebens Rückenprobleme. Sicherlich kennen auch Sie Verspannungen im Rückenbereich. Schmerzen haben Sie noch keine, aber alltags- und berufsbedingt heben und tragen Sie nicht unerhebliche Lasten, wie dies z. B. bei Einzelhandelskauffrauen, Lageristen, Kindergärtnerinnen oder Müttern von Kleinkindern der Fall ist. Die Befürchtung ist berechtigt, dass früher oder später ein Ungleichgewicht zwischen der Stabilität und Belastung Ihres Rückens entsteht.

Beschwerden: Arbeiten Sie oft und lange vor dem Computer und fühlen Sie sich im Anschluss häufig steif? Für das körpereigene Stützsystem ist dauerhaftes Sitzen eine Qual, denn das Gewicht des Oberkörpers lastet permanent auf den Bandscheiben. Langes Verharren in einer gleichbleibenden Position, ohne zwischendurch immer mal wieder für einen Ausgleich durch Bewegung zu sorgen, lässt die Bandscheiben buchstäblich hungern. Degenerative Veränderungen bis hin zu Wirbelsäulenerkrankungen sind langfristig die Folge und nehmen – statistisch gesehen – ab dem 30. Lebensjahr zu.

Schmerzen: Leiden Sie unter chronischen Rückenbeschwerden? Empfinden Sie Ihren Rücken als Schwachstelle? Fährt Ihnen des Öfteren ein Schmerz durch den Körper, wenn Sie etwas aufheben, tragen oder unachtsame Bewegungen ausführen? Hatten Sie bereits einen Bandscheibenvorfall in der Lendenwirbelsäule?

Andauernde einseitige Belastungen und Fehlhaltungen sind häufige Ursachen für Rückenschmerzen, aber auch psychische Belastungen spielen mittlerweile eine nicht zu unterschätzende Rolle. Daher rühren die geflügelten Worte, wenn einem »der Rücken gestärkt« wird oder man »mit dem Rücken zur Wand« steht.

Dies sollten Sie beim Üben beachten:

- Erfühlen Sie bei den Übungen den Unterschied zwischen Beanspruchung und Schmerz: Wo und wie arbeitet Ihre Muskulatur, die Sie sonst nicht spüren?

- Je langsamer die Übungen ausgeführt werden, desto mehr nehmen Sie Stärken und Schwachstellen im Rücken wahr.

- Falls es trotz einer sanften Ausführung bei den Übungen zwischendurch »knacken« sollte, so ist das kein Zeichen, dass Sie etwas falsch gemacht haben. Es signalisiert lediglich, dass Sie sich zurecht-»rücken«.

- Bauen Sie bei den Übungen mithilfe der Bauchmuskulatur etwas Spannung auf, aktivieren Sie das gesamte Muskelkorsett und stabilisieren so den Rücken zusätzlich.

- Beim ersten Mal ist bei allen Übungen eine Sitzposition ratsam. Wenn Sie mit der Zeit das Gefühl haben, bereits gelenkiger und beweglicher zu sein, können Sie die Übungen 1 bis 6 des Rückenprogramms auch im Stehen durchführen.

Übungsprogramm für einen starken Rücken

Ihre Top 7 auf einen Blick

Wahrnehmung

1. Erspüren Sie die Beweglichkeit Ihrer Wirbelsäule   bis 1 ½ Min.

Mobilisation

2. Kippen Sie das Becken vor und zurück   bis ½ Min.

3. Schaukeln Sie mit dem Becken   bis ½ Min.

Kräftigung

4. Strecken Sie Ihren Rücken   bis ½ Min.

Achtsamkeit

5. Lassen Sie die Energie fließen   bis 1 Min.

6. Erspüren Sie nochmals Ihre Wirbelsäule   bis 1 ½ Min.

7. Nehmen Sie Ihren Oberkörper wahr   bis 1 ½ Min.

Wahrnehmung

Erspüren Sie die Beweglichkeit Ihrer Wirbelsäule

Das bringt's: Durch das langsame, kontrollierte Aufrichten erspüren Sie, wie beweglich Ihre Wirbelsäule ist, und werden feststellen, wo mögliche Verspannungen sitzen.

Und so geht's

- Setzen Sie sich hin und stellen Sie die Beine hüftbreit auf. Lassen Sie die Schultern entspannt, die Arme hängen locker nach unten. Atmen Sie ein.
- Beugen Sie nun mit der Ausatmung den Oberkörper so weit wie möglich nach vorn – es sollte jedoch noch angenehm sein. Ihr Rücken darf dabei rund werden. Versuchen Sie, die Wirbelsäule von der Halswirbelsäule ausgehend nach unten zu rollen. Vielleicht können Sie sogar die Brust auf den Oberschenkeln ablegen. Kopf und Arme hängen noch entspannt und locker nach unten.
- Stützen Sie nun die Hände auf den Oberschenkeln auf und richten Sie den Oberkörper wieder auf: Beginnen Sie jetzt mit der Lendenwirbelsäule und rollen Sie ganz langsam und bewusst Wirbel für Wirbel auf. Versuchen Sie dabei, die Beweglichkeit jedes einzelnen Wirbelgelenks zu erspüren. Vielleicht bemerken Sie, welche Bereiche bei Ihnen eher unbeweglicher oder sogar versteift sind.
- Nachdem Sie sich aufgerichtet haben, atmen Sie mehrmals tief ein und aus und schließen noch eine Wiederholung an.

Wichtig: *Richten Sie Ihr Bewusstsein gezielt auf die einzelnen Wirbelgelenke.*

Mobilisation

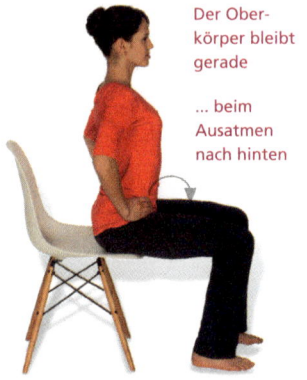

Der Ober-
körper bleibt
gerade

... beim
Ausatmen
nach hinten

Kippen Sie das Becken vor und zurück

Das bringt's: Mit der Beckenkippe fördern Sie die Beweglichkeit Ihrer Lendenwirbelsäule, die durch langandauerndes Sitzen zu wenig bewegt wird. Außerdem werden Sie optimal auf die darauffolgenden Übungen vorbereitet.

Und so geht's

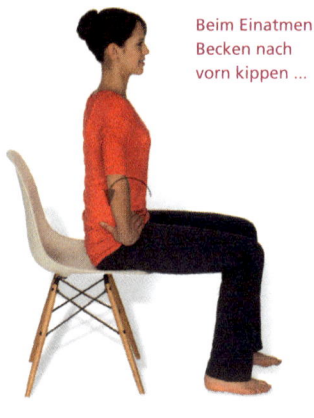

Beim Einatmen
Becken nach
vorn kippen ...

* Setzen Sie sich in aufrechter Haltung auf das vordere Drittel einer Stuhlfläche und stellen Sie die Beine hüftbreit auf.
* Stützen Sie die Hände seitlich in die Hüften auf Höhe des Beckenkamms ab.
* Konzentrieren Sie sich nun ausschließlich auf den unteren Rücken und Ihr Becken. Versuchen Sie, gleichmäßig in den Bauch zu atmen statt in die Brust.
* Bei der Einatmung kippen Sie das Becken nach vorn, bei der Ausatmung nach hinten. Dabei gerät beim Nach-vorn-Kippen der untere Rücken in ein leichtes Hohlkreuz, beim Nach-hinten-Kippen wird der Lendenwirbelbereich rund.
* Führen Sie die Kippbewegungen bewusst und langsam bis zu 5-mal in jede Richtung aus.

Variation: Wenn Sie die Übung im Stehen durchführen, beanspruchen Sie mehr Muskeln und gönnen sich Abwechslung, falls Sie berufsbedingt häufig sitzen müssen.

Schaukeln Sie mit dem Becken

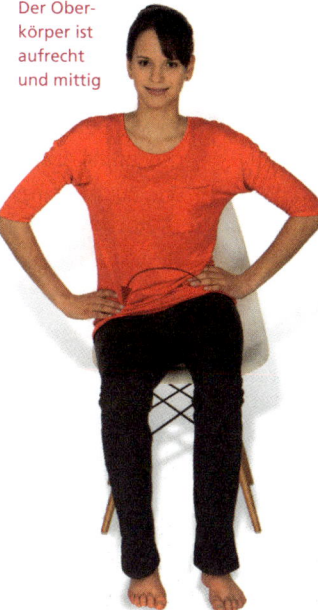

Der Oberkörper ist aufrecht und mittig

Das bringt's: Mit dieser Übung fördern Sie nicht nur die Beweglichkeit der Lendenwirbelsäule, sondern Sie aktivieren auch den Stoffwechsel im Bereich der Bandscheiben und Knorpelflächen.

Und so geht's

- Nehmen Sie dieselbe Ausgangsposition wie bei der vorhergehenden Übung ein.
- Richten Sie Ihre Aufmerksamkeit auf den Lendenwirbelsäulenbereich.
- Verlagern Sie nun das Gewicht auf die rechte Gesäßhälfte, sodass sich die linke Beckenseite anhebt. Die linke Gesäßhälfte berührt jetzt nur noch ganz leicht die Stuhlfläche.
- Halten Sie diese Position für einen tiefen Atemzug und verlagern Sie anschließend das Gewicht auf die andere Seite. Versuchen Sie, während der Bewegung den Oberkörper möglichst stabil zu halten, sodass er nicht mitschaukelt.
- Führen Sie die Schaukelbewegung gleichmäßig und fließend bis zu 3-mal im Wechsel aus.
- Mit zunehmender Übung können Sie die Haltezeit verkürzen und die Bewegung immer fließender ausführen.

Das Gewicht verlagern und die Gesäßhälfte anheben

Wichtig: *Achten Sie darauf, dass Ihre Schultern auf einer Linie bleiben und sich die Brustwirbelsäule möglichst nicht mitbewegt.*

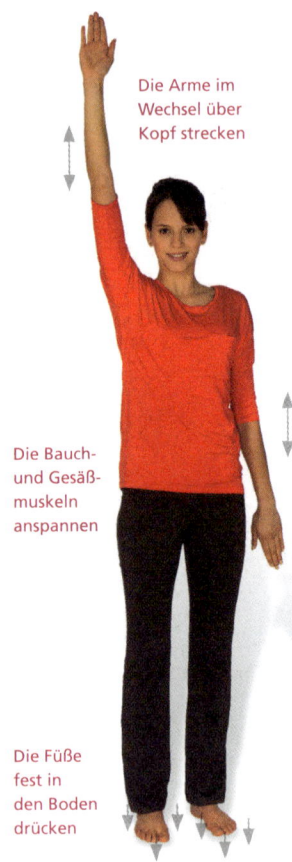

Die Arme im Wechsel über Kopf strecken

Die Bauch- und Gesäßmuskeln anspannen

Die Füße fest in den Boden drücken

Kräftigung

Strecken Sie Ihren Rücken

Das bringt's: Mit dieser Übung wird die Durchblutung im Oberkörper verbessert, eine aufrechte Körperhaltung gefördert und die für die Haltung des Oberkörpers wichtige Muskulatur gekräftigt. Durch die Streckung der Wirbelsäule werden die einzelnen Wirbel leicht auseinandergezogen, sodass Sie sich größer fühlen. Auch Verspannungen können gelöst werden.

Und so geht's

- Stellen Sie sich aufrecht hin, die Beine in hüftbreiter Position. Ihr Oberkörper ist aufrecht.
- Drücken Sie die Füße in den Boden und spannen Sie die Bauch- und Gesäßmuskeln an, sodass der Rücken gerade bleibt.
- Strecken Sie den rechten Arm über den Kopf, die Handfläche weist nach vorn. Der linke Arm zeigt gestreckt zum Boden, die Handfläche nach hinten.
- Führen Sie jetzt den rechten Arm nach unten und den linken nach oben und wiederholen Sie diese Bewegung in fließendem Wechsel bis zu 4-mal pro Seite. Strecken Sie sich jedes Mal mithilfe der Arme über die gesamte Länge des Rückens aus.

Variation: Führen Sie im Wechsel 2 intensive und 2 sanfte Streckungen durch. Spüren Sie die Auswirkungen unterschiedlicher Krafteinsätze auf Ihre Wirbelsäule.

Achtsamkeit

Lassen Sie die Energie fließen

Das bringt's: Durch das Schwingen der Arme und die Rotation halten Sie nicht nur den Oberkörper in Bewegung, sondern erhöhen gleichzeitig den Blutfluss in Armen und Händen. Intensivieren Sie dann die Verbindung zu Ihrem Körper, indem Sie sich selbst umarmen.

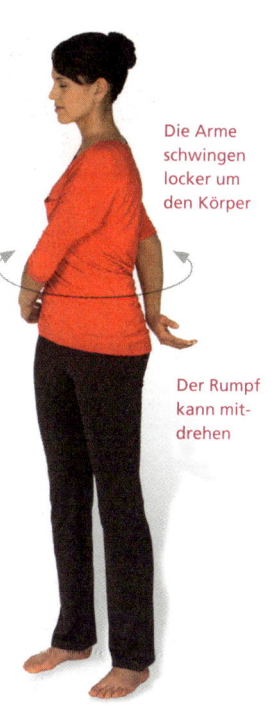

Die Arme schwingen locker um den Körper

Der Rumpf kann mitdrehen

Und so geht's
- Lassen Sie im aufrechten Stand die Arme locker hängen.
- Beginnen Sie zunächst, die Arme mehrere Male im Wechsel um Ihren Körper zu schwingen. Der Rumpf macht dabei nur kleine Drehbewegungen.
- Schütteln Sie Ihre Arme samt den Fingern danach kräftig aus.
- Anschließend legen Sie die rechte Hand auf Ihre linke Schulter und die linke Hand auf Ihre rechte Schulter, so, als würden Sie sich umarmen. Schließen Sie die Augen und genießen Sie für einen Moment das Gefühl von Geborgenheit.

Variation: Bevor Sie mit dem Schwingen der Arme beginnen, legen Sie zuerst die Hände auf Ihre Schultern und bewegen Sie in dieser Stellung ein paar Mal den Oberkörper von links nach rechts. Konzentrieren Sie sich auf die Bewegung in Ihrem Oberkörper. Wie fühlt es sich an? Tut es Ihnen gut? Oder haben Sie das Gefühl, Sie könnten noch mehr Energie fließen lassen? Dann setzen Sie die Arme ein.

Erspüren Sie nochmals Ihre Wirbelsäule

Alles entspannt
hängen lassen ...

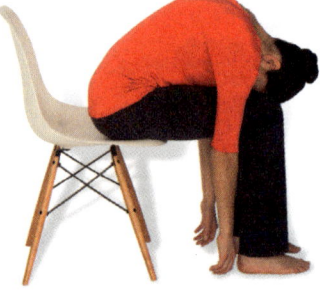

... dann langsam
Wirbel für Wirbel
aufrichten

Das bringt's: Wie bei der ersten Übung zur Wahr-nehmung sollen Sie auch hier nochmals in sich hin-einfühlen und Ihrer Wirbelsäule nachspüren. Ihre Sensibilität sollte jetzt höher als zu Beginn des Pro-gramms sein. Sie wird sich von Mal zu Mal weiter verbessern.

Und so geht's

- Setzen Sie sich wieder aufrecht auf einen Stuhl und lassen Sie Schultern und Arme entspannt und locker hängen.
- Führen Sie nochmals die erste Übung des Programms konzentriert 2-mal durch. Beugen Sie Ihren Oberkörper mit der Ausatmung so weit wie möglich vor. Lassen Sie locker.
- Richten Sie nun Ihre Wirbelsäule Wirbel für Wirbel auf.
- Lenken Sie dabei Ihre Aufmerksamkeit noch einmal ganz bewusst auf die Beweglichkeit der einzelnen Wirbelgelenke.
- Spüren Sie abschließend nochmals Ihrer Wirbelsäule nach: Wie fühlt sich Ihr Rücken nach den bisherigen Übungen an? Beweglicher und mobiler? Haben Ihnen die Mobilisations- und Kräftigungsübungen gutgetan? Haben Sie das Gefühl, dass schon wenig Bewegung wohltuend für den Rücken ist?

Nehmen Sie Ihren Oberkörper wahr

Das bringt's: Bei dieser Übung ist Ihre Wirbelsäule weitgehend entlastet, was die Wasseraufnahme (Rehydration) in die Bandscheiben und damit deren Versorgung unterstützt. Gleichzeitig lernen Sie eine Entlastungshaltung kennen, die Sie insbesondere bei Beschwerden oder Schmerzen jederzeit zwischendurch problemlos einnehmen können.

Und so geht's

- Lassen Sie sich etwas Zeit, um zu entspannen.
- Setzen Sie sich bequem hin, stellen Sie die Beine leicht geöffnet auf und senken Sie den Oberkörper langsam nach vorn ab. Stützen Sie die Unterarme dabei auf den Oberschenkeln etwas oberhalb der Knie ab. Die Hände sind entspannt, und der Kopf hängt locker nach unten.
- Schließen Sie die Augen und atmen Sie ruhig und gleichmäßig ein und aus.
- Richten Sie nun ein letztes Mal Ihre Wirbelsäule Wirbel für Wirbel auf. Nehmen Sie die Aufrichtung wahr? Stehen die Wirbel übereinander? Spüren Sie, dass Ihnen Ihr Rückgrat Halt gibt?

Variationen:

- Sie können die Unterarme auch auf einem Tisch ablegen.
- Wer es intensiver mag, kann den Oberkörper ganz nach unten bringen und die Fußgelenke umfassen.

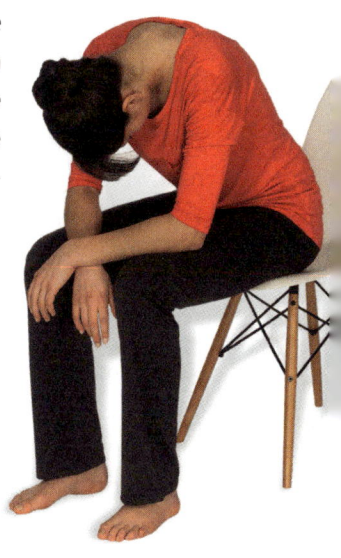

Die Unterarme abstützen und den Kopf locker hängen lassen

Flexible Hände – reger Geist

Kennen Sie das? Die Finger sind steif, die Hände schmerzen und beim Greifen fehlt die Kraft. Nichts geht mehr leicht von der Hand. Mit den folgenden Übungen sorgen Sie in nur wenigen Minuten für funktionsfähige Hände und einen entspannten Geist.

Nur gesunde Hände können viel leisten

Keines unserer Körperteile ist so eng mit der Gehirnaktivität verknüpft wie unsere Hände. Das macht sie zu unseren sensibelsten und differenziertesten Gliedern.

Wenn man bedenkt, dass unsere Hände mit etwa zwei Prozent nur einen sehr geringen Anteil der gesamten Körpermasse ausmachen, ist es erstaunlich, dass nahezu die Hälfte der Großhirnrinde allein für die Tastwahrnehmung – Sensorik – zuständig ist. Nur mit Fingerübungen werden bereits 40 Prozent der Großhirnrinde aktiviert und rund zwei Drittel der gesamten Gehirnmasse vermehrt durchblutet. Neueste Studien belegen, dass Fingerfertigkeitsübungen mit Kindern deren mathematisches Denkvermögen steigern. Auch für Erwachsene gilt: Täglich durchgeführte, einfache Fingerübungen helfen, Merkfähigkeit und Kurzzeitgedächtnis zu verbessern und bis ins hohe Alter beizubehalten.

Wie wichtig unsere Hände sind, bekommen wir bitter zu spüren, wenn sie aufgrund von Verletzungen, Krankheiten, Überlastung oder Verschleiß ausfallen. Die stetigen Beeinträchtigungen und Schmerzen stören nicht nur in Beruf und Alltag, sie zehren auf Dauer auch an unserer Seele. Ein gezieltes Training lässt uns wieder achtsamer mit unseren Händen umgehen. Es hält unsere Finger beweglich und den Geist fit.

Kleines Körperteil mit großer Wirkung

Allein durch das Zusammenspiel von 33 Muskeln und 27 Knochen, die eine Vielfalt an Funktionen im Alltag ermöglichen, erlangt die Hand eine besondere Bedeutung für den Menschen. Oft wird jedoch die Verbindung der Hand zum Körper und auch zum Geist unterschätzt. Aus der Traditionellen Chinesischen Medizin (TCM) ist von jeher bekannt, dass sich in den Händen der gesamte Körper widerspiegelt, wobei die rechte Hand die rechte Körperhälfte und die linke Hand die linke Körperhälfte darstellt. In den Händen verlaufen zahlreiche Energiebahnen, und es gibt mehr Nervenendungen als in anderen Regionen, die Körper und Organe miteinander vernetzen. Diese Bündelung wird beispielsweise bei der Handreflexzonenmassage genutzt. Durch abwechselndes gezieltes Drücken und Massieren, aber auch durch Streichungen und Dehnungen bestimmter Reflexzonen werden Impulse an die einzelnen Körperregionen und Organe weitergeleitet, um die Selbstheilungskräfte des Körpers zu aktivieren. Es stellt sich ein körperliches und seelisches Wohlbefinden ein.

Gezielte Fingerübungen wappnen gegen Krankheiten

Beanspruchung: Sie haben keine ernsthaften Beschwerden, fühlen aber zu bestimmten Tageszeiten, wenn Sie beispielsweise die Hände langsam zu Fäusten ballen, dass sich diese dick oder geschwollen anfühlen? Sie haben das Gefühl, die Fingergelenke seien nicht genug geschmiert? Oder Sie spüren Ihre Hände nach anstrengenden Tätigkeiten, bei denen vorwiegend die Hände zum Einsatz kamen? Das kann bei unterschiedlichen Sportarten wie Tennis, Rudern oder Klettern genauso der Fall sein wie im Haushalt, bei der Gartenarbeit, wenn Sie ein Musikinstrument gespielt oder viel mit der PC-Maus gearbeitet haben.

Beschwerden: Nicht von der Hand zu weisen ist, dass unsere Hände den Tag über nahezu pausenlos im Einsatz und von Überlastung bedroht sind. Denn es gibt nur wenige Alltagsverrichtungen, bei denen die Hände nicht benötigt werden. Hat deshalb die in vielen Berufen, aber auch im Alltag erforderliche, zu einseitige Benutzung der Hände – dazu gehören auch Handarbeiten wie Stricken – bei Ihnen bereits zu Überlastungssyndromen geführt, wie beispielsweise zu Sehnen- oder Kapselreizungen? Befürchten Sie, dass die permanente Überlastung langfristig in einem Gelenkverschleiß enden kann, oder machen sich bereits erste Beeinträchtigungen deutlich bemerkbar? Auch das sogenannte Karpaltunnelsyndrom, bei dem die Nerven im Handgelenk eingeengt sind, wird durch dauernde mechanische Tätigkeiten begünstigt, wobei dieses Syndrom vielerlei Ursachen haben kann. Oft geht ihm auch eine Sehnenscheidenentzündung voraus. Frauen sind davon häufiger betroffen als Männer, denn nicht zuletzt können hormonelle Veränderungen bei Frauen zwischen 30 und 50 Jahren dafür ebenfalls der Grund sein.

Schmerzen: Schmerzen Ihre Fingergelenke? Tut Ihr Daumen beim Aufdrehen einer Flasche oder beim Umdrehen des Schlüssels an der Haustür weh? Oder schmerzen die Finger beim Tragen einer Tasche? Ist Ihnen auch schon mal ein Gegenstand völlig unerwartet aus der Hand gefallen? Verschiedene Ursachen wie rheumatische Erkrankungen oder Arthrose können hierfür verantwortlich sein.

Das sollten Sie beim Üben beachten:

- Sämtliche Übungen für die Hände können Sie bequem im Sitzen oder Stehen durchführen.

- Da es sich bei den Händen um ein sehr kleines Körperteil handelt, braucht es mehr Aufmerksamkeit, um Veränderungen wahrzunehmen: Führen Sie die Übungen deshalb bewusst langsam und konzentriert durch und spüren Sie jeweils intensiv in Ihre Hände hinein.

- Führen Sie die Übungen – wenn nicht anders angegeben – zuerst mit der einen Hand, dann mit der anderen aus.

- Sollten Sie Probleme mit Ihren Handgelenken haben, seien Sie bei den Dehnübungen besonders achtsam.

Übungsprogramm für aktive Hände

Ihre Top 9 auf einen Blick

Wahrnehmung

1. Spielen Sie mit Ihren Händen   bis ½ Min.

Mobilisation und Entspannung

2. Schmieren Sie Ihre Gelenke   bis 1½ Min.

3. Massieren Sie Ihre Hände   bis 2 Min.

Kräftigung

4. Stärken Sie Ihre Finger   bis 1 Min.

5. Kräftigen Sie Ihre Hände für einen festen Griff   bis 1½ Min.

Dehnung

6. Dehnen Sie Ihre Finger und Hände   bis 1 Min.

7. Verwöhnen Sie Ihr Handgelenk   bis 1 Min.

Achtsamkeit

8. Lassen Sie Ihre Hände aufblühen   bis 1 ½ Min.

9. Nehmen Sie Veränderungen wahr   bis 1 Min.

Wahrnehmung

Spielen Sie mit Ihren Händen

Das bringt's: Auch bei kleinen Körperteilen wie den Händen ist das Aufwärmen und Lockern wichtig. Das entspannt und mobilisiert zugleich.

Und so geht's

- Führen Sie mit Ihren Händen Gelenkigkeitsspiele durch: Schreiben Sie beispielsweise mit den Fingern etwas in die Luft, schütteln Sie Ihre Hände aus oder lassen Sie Ihre Handgelenke in beide Richtungen im Wechsel kreisen. Versuchen Sie doch auch einmal, virtuell Klavier zu spielen und dabei jeden Finger bewusst einzeln zu bewegen.
- Haben Sie kleine Kinder, eignen sich Fingerspiele mit Fingerpuppen perfekt.

Wichtig: *Wie Sie diese Übung gestalten, können Sie frei wählen. Entscheidend ist, dass Sie zwar dynamische, aber nicht zu schnelle Bewegungen ohne großen Druck mit den Fingern und dem Handgelenk ausführen.*

Mobilisation & Entspannung

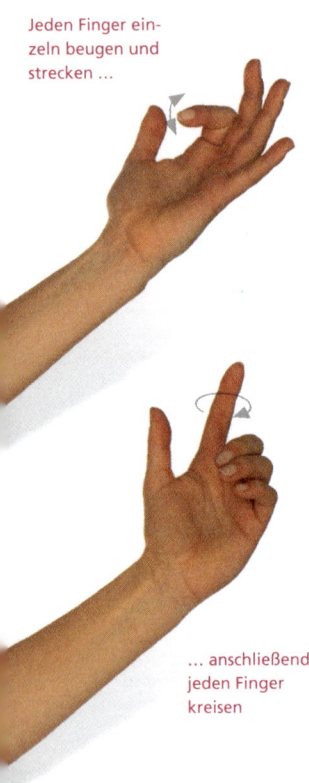

Jeden Finger einzeln beugen und strecken …

… anschließend jeden Finger kreisen

Schmieren Sie Ihre Gelenke

Das bringt's: Mit dieser Übung lernen Sie die individuelle Belastungsgrenze Ihrer Hände kennen, verbessern den Funktionsradius der gesamten Hand und sorgen für eine gute Gelenkschmierung. Bei monotonen Bewegungen, wie dem Arbeiten am PC, wirkt diese Übung belebend.

Und so geht's

- Nehmen Sie jeden Finger einzeln wahr. Beginnen Sie immer mit dem gestreckten Finger.
- Grundsätzlich führen Sie mit jedem Finger mindestens eine Beuge- und Streckbewegung aus. Stellen Sie sich vor, Sie würden jeden Finger einzeln zuerst einrollen, dann wieder aufrollen. Die Bewegung erfolgt stets langsam und fließend.
- Wenn Sie sich auf den zu beugenden Finger konzentrieren, werden Sie feststellen, dass sich die anderen Finger meist etwas mitbewegen. Das ist normal und nicht weiter tragisch.
- Anschließend kreisen Sie mehrmals jeden Finger im Grundgelenk, direkt am Ansatz zur Handfläche. Wechseln Sie auch die Richtung.

Variation: Konzentrieren Sie sich auf die Beweglichkeit der Handwurzelknochen und des Handgelenks: Ziehen Sie Ihr Handgelenk im Wechsel nach oben und nach unten, kippen Sie es mal nach links, mal nach rechts, als würden Sie winken.

Massieren Sie Ihre Hände

Das bringt's: Zwei verschiedene Methoden – Druck und Massage – verhelfen Ihnen zu belebten und entspannten Händen zugleich. Sorgen Sie zudem für beruhigte Nerven und Sinne, indem Sie einzelne Punkte durch anhaltenden Druck betonen.

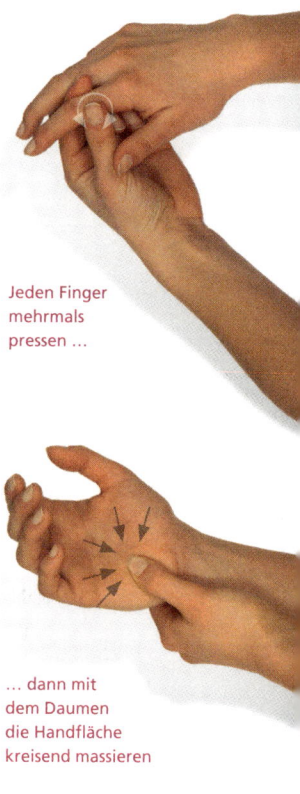

Jeden Finger mehrmals pressen …

Und so geht's

- Nehmen Sie eine Hand und pressen Sie mit Daumen und Zeigefinger der anderen Hand jeden Finger vom Grundgelenk bis zu den Fingerspitzen mehrere Male kurz zusammen. Finden Sie besonders wohltuende Punkte, können Sie den Druck wie bei einer Akupressur etwas länger halten.
- Drehen Sie anschließend die Hand um und lassen Sie die Finger ganz entspannt. Stützen Sie mit den Fingern der anderen Hand die Rückseite.
- Führen Sie nun mit dem Daumen kräftige, kreisende Bewegungen – ähnlich einer Massage – über die gesamte Handfläche aus. Bereits nach wenigen Sekunden sollten Sie eine entspannende Wirkung verspüren.

… dann mit dem Daumen die Handfläche kreisend massieren

Variation: Sie können die Akupressur auch zunächst an beiden Händen durchführen und dann erst die Massage mit dem Daumen anschließen.

Kräftigung

Stärken Sie Ihre Finger

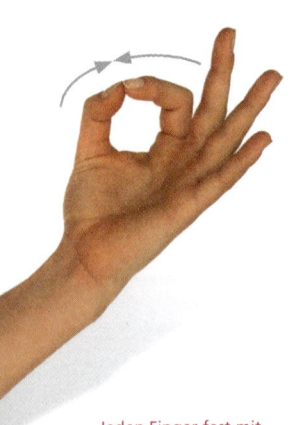

Das bringt's: Das Gegenüberstellen des Daumens zu den anderen Fingern ermöglicht es uns, mit der Hand etwas zu greifen und festzuhalten. Diese Übung stärkt die Muskulatur und verbessert so die Kraft in den Fingern. Sie werden feststellen, dass Sie ein Glas wieder viel leichter halten, einen Schlüssel einfacher umdrehen oder auch einen Getränkekasten mit festem Griff tragen können.

Jeden Finger fest mit dem Daumen zusammenpressen, dem Druck nachspüren

Und so geht's

- Drücken Sie einen Finger nach dem anderen fest auf den Daumen – vom Zeigefinger bis zum kleinen Finger. Pressen Sie die Fingerspitzen für mindestens 3 Sekunden zusammen.
- Nach dem Loslassen spüren Sie dem jeweiligen Fingerdruck noch einen Moment nach: Welcher Finger ist am stärksten, welcher am schwächsten?
- Trainieren Sie regelmäßig, können Sie von Mal zu Mal mehr Wiederholungen durchführen und sich dabei auf die eher schwächeren Finger konzentrieren. Beim ersten Mal genügt eine Wiederholung pro Finger.

Kräftigen Sie Ihre Hände für einen festen Griff

Das bringt's: Mithilfe der progressiven Muskelrelaxation kann die Beugemuskulatur Ihrer Hand gekräftigt werden: Auf eine intensive Anspannung der Muskulatur folgt eine intensive Entspannung, die über die Hand in den Körper ausstrahlt.

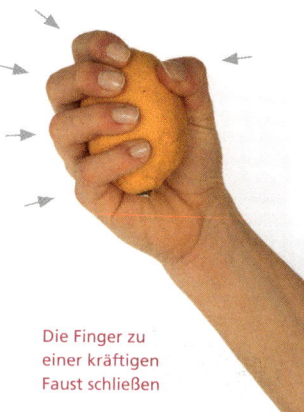

Die Finger zu einer kräftigen Faust schließen

Und so geht's
- Bilden Sie mit Ihrem Ober- und Unterarm einen 90°-Winkel.
- Spreizen Sie zunächst die Finger und schließen Sie diese anschließend langsam und kräftig zur Faust. Stellen Sie sich vor, Sie würden beispielsweise eine Zitrone zerdrücken.
- Halten Sie die Faust für 3–5 Sekunden und lösen Sie dann die Spannung, indem Sie die Hand wieder öffnen, aber ganz langsam.
- Spüren Sie bei geöffneter Hand der Anspannung mindestens 10 Sekunden nach. Haben Sie die Veränderung in Ihrer Hand wahrgenommen, z. B. ein Wärmeempfinden?
- Führen Sie insgesamt nur 2 Wiederholungen pro Hand durch.

Wichtig: *Vor allem bei der Muskelrelaxation, und deshalb auch bei dieser Übung, ist es wichtig, diese konzentriert, langsam und kräftig auszuführen. Hier ist weniger mehr!*

Dehnung

Die Finger und Handfläche umfassen und sanft nach hinten oben ziehen

Dehnen Sie Ihre Finger und Hände

Das bringt's: Die Beugemuskulatur der Finger wird im Alltag stark beansprucht. Bei jedem Tragen, Greifen oder Halten ist sie im Einsatz. Eine Dehnung fördert die Beweglichkeit und reduziert Verkrampfungen.

Den Ellenbogen strecken

Und so geht's

- Strecken Sie einen Arm ungefähr auf Schulterhöhe nach vorn aus. Ihre Handfläche zeigt zum Boden, die Finger sind geschlossen.
- Umfassen Sie nun mit der flachen anderen Hand die Finger und die Handfläche und ziehen Sie die Hand langsam, sanft und bewusst nach hinten oben, sodass die Fingerspitzen zur Decke weisen.
- Sobald Sie ein leichtes Ziehen auf der Unterseite des Handgelenks spüren, stoppen Sie und halten die Position so lange, bis die Spannung nachlässt.
- Dann bewegen Sie die Hand wieder langsam in die Ausgangsposition zurück.
- Führen Sie die Übung im Wechsel mit der anderen Hand durch und machen Sie 2–3 Wiederholungen pro Seite.

Wichtig: *Ist es Ihnen nicht möglich, den Arm nach vorn durchzustrecken, können Sie die Dehnung auch an einer Wand ausführen oder den Arm gestreckt nach unten nehmen.*

Verwöhnen Sie Ihr Handgelenk

Das bringt's: Die Streckmuskulatur Ihrer Finger und Hände ist besonders beansprucht, wenn Sie beispielsweise viel am Computer arbeiten oder ein Musikinstrument, wie Flöte, spielen. Dehnen Sie diese Muskeln regelmäßig, verringern Sie Verspannungen, schützen die Hände vor Überlastungen und verbessern ihre Beweglichkeit.

Den Handrücken umfassen und vorsichtig nach unten ziehen

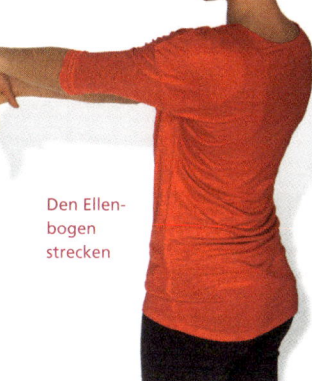

Den Ellenbogen strecken

Und so geht's

- Strecken Sie einen Arm ungefähr auf Schulterhöhe nach vorn aus und drehen Sie die Handfläche zum Boden. Die Finger sind geschlossen.
- Umfassen Sie nun mit der flachen anderen Hand den Handrücken und ziehen Sie die Hand des gestreckten Arms nach vorn unten, sodass die Finger nach unten und etwas zum Körper zeigen. Um die Hand gut zu umfassen, können Sie auch im Handteller der haltenden Hand ansetzen. Lassen Sie dabei die Finger der gedehnten Hand möglichst locker.
- Halten Sie die Position, sobald Sie eine wohltuende Spannung in der Unterarmoberseite verspüren.
- Lässt die Spannung nach, lösen Sie die Position langsam auf.
- Wechseln Sie jetzt zur anderen Hand und führen Sie pro Hand 2–3 Wiederholungen im Wechsel durch. Schütteln Sie zwischendurch die gedehnte Hand ein paar Mal aus.

Achtsamkeit

Lassen Sie Ihre Hände aufblühen

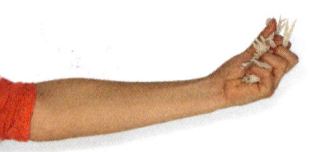

Die Faust langsam öffnen ...

Das bringt's: Das Üben gegen imaginäre Widerstände richtet den Geist auf die Anspannung und lenkt ihn weg von vorhandenen Beeinträchtigungen oder gar Schmerzen. Bei dieser Übung wird die Hand nicht nur durch eine Muskelanspannung gekräftigt; Sie üben zugleich, auch bei hoher Anspannung weiche fließende Bewegungen auszuführen. Das gibt Sicherheit für den Gebrauch der Hand im Alltag.

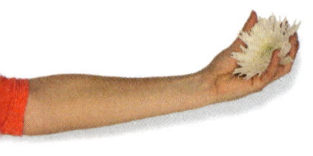

... die Finger gegen einen imaginären Widerstand spreizen ...

Und so geht's

- Winkeln Sie einen Arm locker vor Ihrem Körper an und schauen Sie Ihre Hand konzentriert an.
- Ballen Sie nun die Hand langsam fest zur Faust. Stellen Sie sich vor, Ihre Hand wäre eine Blütenknospe. Simulieren Sie das Öffnen dieser Knospe, indem Sie die Finger ganz langsam gegen einen vorgestellten Widerstand immer weiter öffnen.

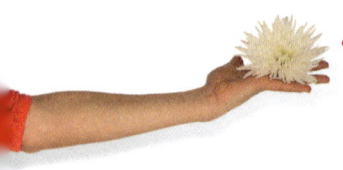

... bis die Hand vollständig geöffnet ist

- Zum Schluss öffnen Sie Ihre Hand bzw. die Blüte ganz weit, indem Sie die Finger weit spreizen. Sie dürfen sich sogar etwas über den Handrücken hinweg nach hinten biegen.
- Schließen Sie jetzt Ihre Finger wieder langsam gegen einen imaginären Widerstand zur Faust bzw. Knospe.
- Wiederholen Sie das Öffnen und Schließen ganz langsam 2-mal pro Hand.

Nehmen Sie Veränderungen wahr

Das bringt's: Das Nachspüren am Ende des Programms soll Sie dafür sensibilisieren, Veränderungen wahrzunehmen: Lassen sich die Finger und das Handgelenk nach den Übungen leichter bewegen? Fühlen sich die Hände mit zunehmendem Training »geschmierter«, weniger verkrampft und kräftiger an? Sind die Bewegungen im Alltag geschmeidiger und fließender? Haben eventuell Schmerzen bereits nachgelassen?

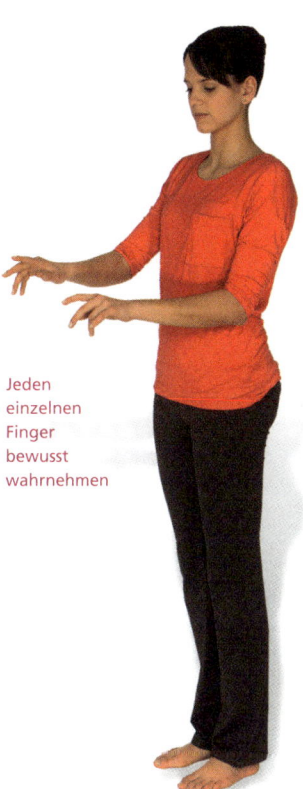

Jeden einzelnen Finger bewusst wahrnehmen

Und so geht's

- Führen Sie wie zu Beginn des Übungsprogramms auch zum Schluss ein paar Handspiele durch. Lassen Sie dabei Ihrer Fantasie freien Lauf!
- Richten Sie anschließend Ihre Aufmerksamkeit nochmals ganz bewusst auf die Beweglichkeit der einzelnen Fingergelenke, der Mittelhand und des Handgelenks, indem Sie wieder Ihre Hände erkunden und sich ganz bewusst auf jeden einzelnen Finger, aber auch auf das Handgelenk konzentrieren. Vielleicht hilft Ihnen dabei, die Augen für einen Moment zu schließen.

Wichtig: *Seien Sie nicht enttäuscht, wenn Sie nach dem ersten Training noch keine gravierenden Veränderungen feststellen. Gerade bei kleinen Körperteilen wie der Hand ist die Wirkung erst nach mehreren Trainingseinheiten spürbar.*

Gesunde Beine – flotter Gang

In unserer modernen Welt sind unsere Beine zu wenig gefordert. Die Beine in Bewegung zu halten ist jedoch lebensnotwendig, um eine ausreichende Durchblutung zu gewährleisten. Bereits einfache Übungen helfen, sie fit und gesund zu halten.

Aktiv auf Schritt und Tritt

Lassen wir neben der nötigen Pflege unseren Beinen ausreichend Bewegung zukommen, können sie uns auch im Alter noch sicher durchs Leben tragen. Denn nur wenn wir aktiv sind, wird unser gesamter Körper optimal durchblutet und mit Sauerstoff versorgt. Dabei sind es vor allem die Beinvenen, die hier Erstaunliches leisten: Sie müssen ständig das Blut gegen die Schwerkraft zum Herzen transportieren.

Durch dauerndes Sitzen kann es zu Verspannungen und muskulären Dysbalancen, etwa in der Waden- oder Hüftbeugemuskulatur, kommen. Das wiederum wirkt sich auf die gesamte Körperstatik aus, Rückenprobleme können die Folge sein. Untersuchungen haben gezeigt, dass die Beine, wenn sie schmerzen, meist nur hochgelegt werden. Das mag für kurze Zeit wirksam sein, auf Dauer reicht das jedoch nicht aus. Zur Vorbeugung wird täglich 15 Minuten ununterbrochenes zügiges Gehen empfohlen, man sollte bequemes Schuhwerk mit flachen Absätzen tragen, die Beine mit Kalt-warm-Duschen erfrischen und beinfreundliche Sportarten wie Schwimmen oder Walking betreiben.

Wer das alles beherzigt und aktiv wird, für den ist das hier vorgestellte Übungsprogramm eine Option. Wer dies nicht oder nur teilweise tut, für den sollte das Programm zu einem Muss werden.

Höchstleistung für unsere Beinvenen

Bekanntermaßen vollbringen nicht nur die gelenkigen Verbindungen des Beins Höchstleistungen, sondern auch die Beinvenen. Zusammen mit anderen Venen des Körpers wird das Blut in einem permanenten Kreislauf zum Herzen transportiert. Bei einem erwachsenen, etwa 70 Kilogramm schweren Menschen beträgt die Gesamtmenge des Blutes zwischen fünf und sechs Litern. Hier kommen nun die Bein- und Fußmuskeln ins Spiel: Mit jeder Muskelanspannung wird Blut durch die Venen in Richtung Herz gepumpt. Dabei sorgen die Venenklappen dafür, dass das Blut, nachdem sich der Muskel wieder entspannt hat, nicht mehr zurückfließen kann. Sie schließen wie ein Ventil.

Zu viel Sitzen und Stehen und zu wenig Bewegung beeinträchtigen die Durchblutung vor allem in den Beinen. Ungleichmäßige Venenerweiterungen können entstehen, die Venenklappen schließen nicht mehr ausreichend, und der Blutabfluss wird erschwert. Es kann zu einer chronischen Veneninsuffizienz (CVI) kommen, von der etwa jede fünfte Frau und jeder sechste Mann betroffen sind.

So erkennen und beugen Sie Beinbeschwerden vor

Beanspruchung: Fühlen sich Ihre Beine oft müde oder schwer an? Sitzen oder stehen Sie häufig, weil es Ihr Beruf erfordert? Davon betroffen sind meist Frauen in den für sie typischen Tätigkeiten als Sekretärin, Empfangsdame, Kellnerin, Verkäuferin, Krankenschwester oder Altenpflegerin. Einfach die Beine hochzulegen reicht auf Dauer nicht aus, um muskuläre Verkürzungen zu vermeiden und die Beinmuskeln fit zu halten.

Beschwerden: Ist in Ihrem sitzenden oder stehenden Beruf auch noch Schuhwerk mit Absätzen gefragt, sind Ihre Beine zusätzlich gefordert. Schlagen Sie vielleicht auch häufig die Beine übereinander? Dann sind Wadenkrämpfe, geschwollene Beine und Besenreiser wohl eher die Regel als die Ausnahme. Etwa 90 Prozent der deutschen Erwachsenen weisen

Venenveränderungen auf, wie ungleichmäßige Venenerweiterungen, die zu Durchblutungsstörungen führen können. Denken Sie vor allem daran, Ihren Alltag bewusst bewegter zu gestalten. Mit einfachen Maßnahmen, wie sie nachfolgend beschrieben sind, können Sie die Grundlage für eine gute Leistungsfähigkeit Ihrer Beine schaffen: So ist es hilfreich, zwischendurch mal die Beine und besonders die Füße gezielt zu bewegen. Seien Sie im Alltag einfach aktiv! Arbeiten Sie meist im Sitzen, erledigen Sie so viele Dinge wie möglich in Bewegung. Gehen Sie beispielsweise lieber persönlich zu Ihren Kollegen, statt zum Telefonhörer zu greifen.

Schmerzen: Haben Sie immer wieder das Gefühl, dass Ihre Beine nicht genügend durchblutet sind? Leiden Sie an wiederkehrenden Schmerzen in den Beinen? Haben sich bereits Krampfadern gebildet und plagen Sie dadurch Hitzeempfinden und Schweregefühl?

Wenn Sie durch solche Beschwerden bereits in Ihrer Lebensqualität eingeschränkt sind, ist es höchste Zeit zu handeln. Denn Krampfadern können im Extremfall Thrombosen (Gefäßverschluss) oder Venenentzündungen verursachen. Neben Stützstrümpfen, einer achtsameren Lebensweise und einer gesunden Ernährung – dazu gehört auch genügend Flüssigkeitsaufnahme – können Sie aber auch mit gezielter Bewegung einem Fortschreiten der Venenschwäche entgegenwirken. Das ist vor allem für Frauen wichtig, weil sie gegenüber Männern sowohl hormonell (Östrogen lässt Venenwände erschlaffen) als auch muskulär benachteiligt sind (muskulösere Männerbeine haben einen höheren Muskeltonus, also Spannungszustand der Muskeln). Immerhin ein Viertel aller Frauen klagt über Schmerzen in den Beinen, jede zweite weist bereits krankhafte Veränderungen der Beinvenen auf.

Das sollten Sie beim Üben beachten:

- Bei künstlichen Gelenken oder Schmerzen in den Beinen führen Sie die Übungen besonders vorsichtig aus, arbeiten mit geringem Bewegungsradius oder verzichten auf einzelne Übungen.

Übungsprogramm für entspannte Beine

Ihre Top 7 auf einen Blick

Wahrnehmung

1. Nehmen Sie Ihre Beine wahr   bis 1 Min.

Mobilisation

2. Schwingen Sie Ihre Beine   bis 1 Min.

Dehnung

3. Dehnen Sie die Waden   bis 1 Min.

4. Machen Sie Ihre Hüften geschmeidiger   bis 1 Min.

5. Dehnen Sie das Gesäß   bis 1 Min.

Aktivierung

6. Führen Sie die Venenpumpe durch   bis 1 ½ Min.

Achtsamkeit

7. Gönnen Sie sich Wellness für die Beine   bis 1 ½ Min.

Wahrnehmung

Nehmen Sie Ihre Beine wahr

Das bringt's: Durch das bewusste Hochziehen des jeweiligen Beins ist Ihre Wahrnehmung gefordert. Gleichzeitig mobilisieren Sie die einzelnen Beingelenke und wirken geschwollenen und müden Beinen aktiv entgegen.

Und so geht's

- Heben Sie im aufrechten Stand abwechselnd das rechte und linke Bein mit einem etwa 90° angewinkelten Knie möglichst auf Hüfthöhe an. Führen Sie die Bewegung langsam und bewusst aus.
- Achten Sie darauf, dass Ihr Oberkörper dabei immer aufrecht bleibt.
- Um die Effektivität zu steigern, lösen Sie zusätzlich jeweils die Ferse des Standbeins leicht vom Boden, wenn Sie das angewinkelte Bein nach oben ziehen. Drücken Sie dabei die Fußspitze aktiv in den Boden und ziehen Sie gleichzeitig die Zehen des angehobenen Beins nach oben.
- Führen Sie pro Bein bis zu 5 Wiederholungen aus.

Variationen:

- Steigern Sie den Schwierigkeitsgrad, indem Sie die Übung beim Gehen durchführen.
- Ergänzen Sie die Übung mit etwas Gehirn-Jogging, indem Beine und Arme gleichzeitig bewegt werden. Winkeln Sie dazu die Arme an und tippen Sie mit der Hand auf das jeweils gegenüberliegende Knie des angehobenen Beins: Die rechte Hand tippt auf das linke Knie, die linke Hand auf das rechte Knie.

Mobilisation

Schwingen Sie Ihre Beine

Der Ober-
körper bleibt
aufrecht, der
Nacken ist
lang

Das bringt's: Diese einfache, wirkungsvolle und alltagstaugliche Übung mobilisiert die Hüften und lockert die Beinmuskeln. So werden die Gelenke geschmiert und durch die Pendelbewegung gleichzeitig die Durchblutung Ihrer Beine gefördert.

Und so geht's

- Stellen Sie sich aufrecht hin und stützen Sie sich mit einer Hand an einer Wand oder Stuhllehne ab, um das Gleichgewicht zu halten.
- Verlagern Sie das Gewicht auf das der Wand oder dem Stuhl zugewandte Bein und lösen Sie das andere leicht vom Boden.
- Pendeln Sie nun mit dem angehobenen Bein langsam vor und zurück. Spüren Sie dabei in Ihr Hüftgelenk hinein: Fühlt es sich geschmeidig und wie »geölt« an? Je geübter Sie sind, desto größer wird die Bewegungsamplitude.
- Schütteln Sie dann das Bein mehrmals kräftig aus. Lassen Sie dabei Hüft-, Knie- und Fußgelenke so locker wie möglich.
- Stützen Sie sich nun mit der anderen Hand ab und führen Sie die Übung mit dem anderen Bein aus.
- Pendeln Sie Ihr Bein bis zu 5-mal.

Das Bein locker zurück-
und vorpendeln

Wichtig: *Bei künstlichen Hüftgelenken oder Schmerzen im Hüftbereich führen Sie die Pendelbewegung mit geringem Bewegungsradius aus.*

Dehnung

Dehnen Sie die Waden

Das bringt's: Mit dieser Übung wirken Sie einer ver-
kürzten und verspannten Wadenmuskulatur sowie
Wadenkrämpfen entgegen. Letztere können dadurch auch gelöst werden.

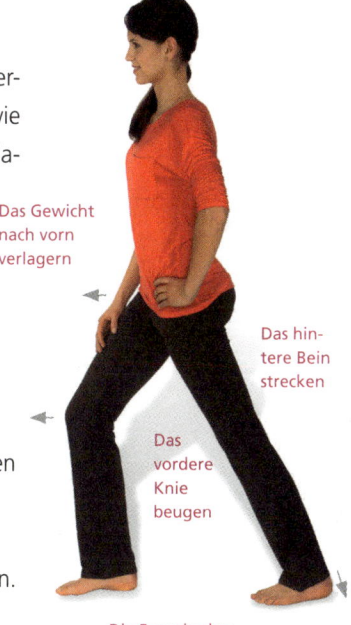

Das Gewicht
nach vorn
verlagern

Das hin-
tere Bein
strecken

Das
vordere
Knie
beugen

Die Ferse in den
Boden drücken

Und so geht's

- Machen Sie einen Ausfallschritt, indem Sie ein
  Bein mindestens eine Schrittlänge nach vorn
  setzen. Das Gewicht lastet primär auf dem
  vorderen, leicht gebeugten Bein. Achten Sie
  darauf, dass beide Füße parallel nach vorn zeigen
  und etwa hüftbreit aufgestellt sind. Um die
  Balance zu halten, können Sie sich mit einer
  Hand an einer Wand oder einem Stuhl abstützen.
- Lassen Sie das hintere Bein gestreckt und
  drücken Sie nun langsam die Ferse des gestreckten Beins zum Boden, bis Sie ein ange-
  nehmes Dehnungsgefühl in der Wade spüren.
- Halten Sie diese Position für 10–15 Sekunden.
  Dabei sollten Sie nicht wippen, sondern sich auf
  die Muskeldehnung konzentrieren und diese intensiv wahrnehmen. Lenken Sie in Ihrer Vorstel-
  lungskraft die Atmung in die gedehnte Wade.
- Anschließend lockern Sie beide Beine kurz aus
  und wiederholen die Dehnung mit dem anderen Bein.

Variation: Intensivieren oder mindern Sie die Dehnung durch einen größeren oder kleineren Schritt.

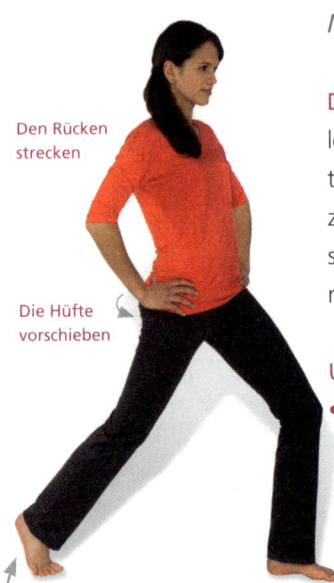

Den Rücken
strecken

Die Hüfte
vorschieben

Die Ferse lösen

Machen Sie Ihre Hüften geschmeidiger

Das bringt's: Durch ständiges Sitzen ist das Hüftgelenk permanent angebeugt und die Beugemuskulatur angenähert. Kapsuläre und muskuläre Verkürzungen können die Folge sein. Mit dieser Übung
strecken Sie als Ausgleich das Hüftgelenk und dehnen den Hüftbeuger.

Und so geht's

- Beginnen Sie im aufrechten Stand. Machen Sie
  wie bei der Wadendehnung wieder einen
  Schritt nach vorn, diesmal jedoch einen größeren. Das hintere Bein bleibt dabei möglichst
  durchgestreckt.
- Lösen Sie nun die hintere Ferse vom Boden und
  schieben Sie die Hüfte kontrolliert noch etwas
  weiter nach vorn und gleichzeitig behutsam
  nach unten. Der Oberkörper sollte weiterhin in
  aufrechter Position bleiben, der Rücken ist
  gestreckt.
- Stellen Sie sich vor, dass Ihre Hüfte ganz
  entspannt und schwer wird und in Richtung
  Boden sinkt.
- Halten Sie diese Position für etwa 10–15
  Sekunden, schütteln Sie anschließend die Beine
  kurz aus und spüren Sie etwas nach, bevor Sie
  die Übung auf der anderen Seite durchführen.

Dehnen Sie das Gesäß

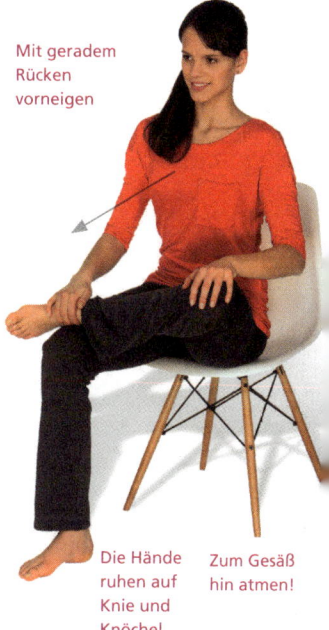

Mit geradem Rücken vorneigen

Das bring's: Ischiasreizungen und damit verbundene Schmerzen können durch eine Verkürzung oder Verspannung des sogenannten birnenförmigen Muskels (Musculus piriformis) verursacht werden. Dieser liegt unterhalb des großen Gesäßmuskels und zählt zu den Hüftmuskeln. Indem Sie diesen Muskel regelmäßig dehnen, können Sie Ihre Schmerzen selbst lindern.

Und so geht's

- Setzen Sie sich aufrecht auf einen Stuhl und legen Sie Ihren linken Unterschenkel auf das vordere Drittel des rechten Oberschenkels. Die Hände liegen auf Fuß und Knie des gebeugten Beins.
- Neigen Sie sich nun mit geradem Rücken langsam nach vorn, bis Sie ein leichtes Ziehen im Bereich des Gesäßes spüren. Gehen Sie dabei aber nur so weit nach vorn und halten Sie die Position nur so lange, wie es Ihnen angenehm ist.
- Versuchen Sie, in die gedehnte Körperstelle hineinzuatmen. Anschließend wechseln Sie die Seite.

Die Hände ruhen auf Knie und Knöchel

Zum Gesäß hin atmen!

Wichtig: *Brechen Sie die Dehnung ab, falls Sie während der Ausführung ein Kribbeln oder Taubheitsgefühl in den Beinen spüren. Haben Sie Einschränkungen oder Schmerzen im Kniebereich, sollten Sie vorsichtig sein und die Übung eventuell auslassen.*

Aktivierung

Führen Sie die Venenpumpe durch

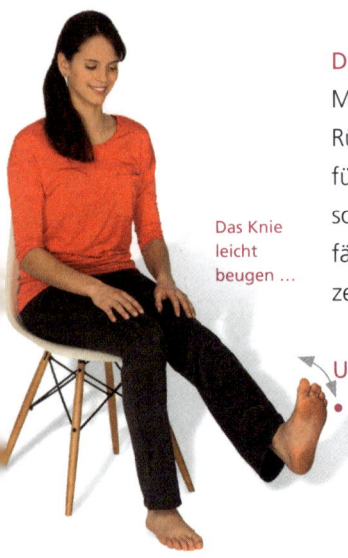

Das Knie
leicht
beugen ...

... und den Fuß abwech-
selnd beugen und strecken

Das bringt's: Mit dieser Übung aktivieren Sie die Muskelpumpe und verbessern so den venösen Rückfluss des Blutes zum Herzen. Damit sorgen Sie für eine »Entstauung« Ihrer Beine. Vor allem bei sommerlichen Temperaturen, wenn sich die Blutgefäße ausdehnen, werden Sie diese Übung zu schätzen lernen.

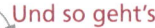

Und so geht's

- Setzen Sie sich so auf einen Stuhl, dass der Rücken an der Stuhllehne anliegt. Die Hände können Sie entweder locker auf die Oberschenkel ablegen, oder Sie halten sich mit beiden Händen an den Seiten der Sitzfläche fest.
- Lösen Sie den linken Fuß vom Boden und heben Sie den Unterschenkel nach vorn oben an. Das Kniegelenk bleibt dabei leicht gebeugt.
- Führen Sie nun in dieser Position mit dem linken Fuß abwechselnd eine langsame Streck- und Beugebewegung aus.
- Nach circa 10 Wiederholungen schütteln Sie das Bein aus und wechseln zum rechten Bein.
- Wenn Sie die Übung mit beiden Beinen absolviert haben, versuchen Sie abschließend, in Ihre Waden hineinzuspüren: Wie fühlen sich diese nun an?

Achtsamkeit

Gönnen Sie sich Wellness für die Beine

Das bringt's: Mit der Selbstmassage fördern Sie die Durchblutung Ihrer Beine und lockern die Oberschenkelmuskulatur. Richten Sie anschließend Ihre Aufmerksamkeit auf die Empfindungen in Ihren Beinen – so sensibilisieren Sie sich, mögliche Spannungen wahrzunehmen und gezielt loslassen zu können.

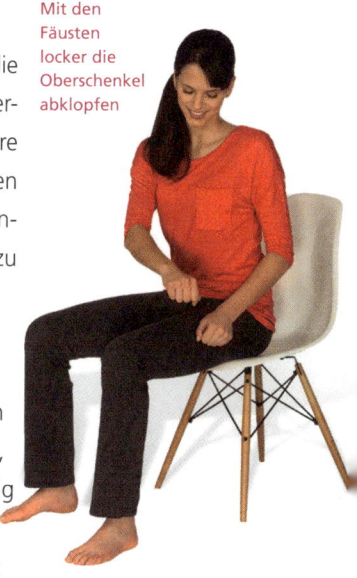

Mit den Fäusten locker die Oberschenkel abklopfen

Und so geht's

- Setzen Sie sich mit hüftbreit geöffneten Beinen aufrecht so auf das vordere Drittel eines Stuhls, dass die Oberschenkelrückseite möglichst wenig Kontakt mit der Stuhlfläche hat.
- Machen Sie nun mit beiden Händen eine Faust und beginnen Sie mit abwechselnden Klopfbewegungen an der Außenseite des linken Oberschenkels. Arbeiten Sie sich dabei vom Gesäß in Richtung Knie vor.
- Anschließend führen Sie die Klopfbewegungen auf der Innenseite des linken Oberschenkels fort, nun vom Knie in Richtung Oberkörper.
- Wiederholen Sie diesen Ablauf noch 2- bis 3-mal, bevor Sie zum rechten Bein wechseln.
- Lassen Sie am Ende Ihre Hände ruhen und spüren Sie in sich hinein: Wie fühlen sich Ihre Oberschenkel an? Sind sie warm? Kribbeln sie und fühlen sich gelöst an?

Starke Füße – stabile Basis

Unsere Füße bilden das Fundament des Körpers. Auch wenn sie sich im Lauf der Evolution an unsere heutigen Bedingungen angepasst haben, sollten wir ihnen mehr Aufmerksamkeit widmen, damit sie fit und beweglich bleiben.

Was unsere Füße leisten

Unsere Füße müssen tagtäglich Höchstleistungen vollbringen, stellen sie doch das Fundament unseres Körpers dar, auf dem unser gesamtes Gewicht lastet. Die alltägliche Last, die unsere Füße zu tragen haben, muss in der Literatur vielen Vergleichen standhalten: So sollen beispielsweise an einem Tag, an dem wir uns viel bewegen, unsere Füße circa 2500 Tonnen Last stemmen, die dem Gewicht von vier ICE-Zügen entspricht. An drei Tagen soll es das Gewicht des Eiffelturms sein und in einem Jahr das doppelte Gewicht der New Yorker Freiheitsstatue. Es ist wirklich beeindruckend, wenn diese Zahlen auch nur annäherungsweise stimmten. Trotzdem ist nicht von der Hand zu weisen, dass allein schon beim Gehen das Mehrfache des Körpergewichts auf die Fersen einwirkt. Beim Joggen kann der Wert bis zum Neunfachen ansteigen, beim Tragen besonders hoher Schuhe wie High Heels ist der Fersendruck noch höher.

Es ist ein Stück Lebensqualität, wenn uns unsere Füße möglichst lange über weite Strecken tragen, denn wir benötigen sie ständig – jeden Tag. Gönnen Sie Ihren Füßen die notwendige Pflege, schenken Sie Ihnen wieder mehr Beachtung und halten Sie sie mit der richtigen Bewegung fit – ein Leben lang.

Sicher stehen und gehen

Der menschliche Fuß besteht, individuell unterschiedlich, aus 26–28 Knochen, die in einem komplexen System über eine Vielzahl von Gelenken miteinander verbunden sind. Im Großen und Ganzen lässt sich der Fuß in Fußwurzel, Mittelfuß und Zehen gliedern. Das Fersenbein bildet den größten Knochen. Trotz der hohen Anzahl an Knochen lastet das gesamte Körpergewicht hauptsächlich auf drei Punkten: dem Fersenhöcker sowie dem äußeren und inneren Fußballen. Die Füße spielen auch im wörtlichen Sinn eine tragende Rolle. Dabei nehmen Quer- und Längsgewölbe des Fußskeletts wichtige Funktionen ein: Zum einen sind die Fußgewölbe ausreichend flexibel und elastisch, damit die täglich auf den Fuß einwirkenden Belastungen abgefedert werden können, zum anderen weisen sie durch straffe Bänder, Sehnen und nicht zuletzt durch die Fußmuskulatur auch eine hohe Stabilität auf. Letztlich darf aber auch nicht die Bedeutung der Fußzehen vergessen werden: Sie ermöglichen das Abrollen des Fußes und tragen damit wesentlich zu einem sicheren Gang sowie zur Förderung des Gleichgewichts bei.

So halten Sie Ihre Füße fit

Beanspruchung: Unsere Füße werden ständig beansprucht – sowohl muskulär als auch statisch. Nicht nur im Alltag benötigen wir unsere Füße permanent, viele Menschen sind auch berufsbedingt unentwegt auf den Beinen, ob sie nun gehen oder stehen. Wenn Sie noch jung sind, haben Sie möglicherweise noch keine ernsthaften Beschwerden. Aber vielleicht kennen Sie bereits das Gefühl, wenn sich die Füße »dick« anfühlen oder kribbeln. Oder Ihre Füße sind ab und zu schon sichtbar angeschwollen.

Beschwerden: Zivilisationsbedingt belasten wir unsere Fußmuskulatur beim Sitzen heutzutage viel zu wenig. Dazu kommen einseitige Überlastungen beim Stehen, die zusammen mit zu wenig Bewegung zu Dauerbeschwerden führen können, wenn nichts zur Entlastung der Füße getan wird. Typische Überlastungssyndrome wie Schwellungen an den Knöcheln oder Krämpfe stellen sich früh ein. Wenn Sie übergewichtig sind, haben Sie mit dem ein oder anderen Syndrom vielleicht schon zu kämpfen gehabt, aber auch unbequeme Schuhe tragen ein Übriges dazu bei, selbst wenn die Belastungen nur temporär sind. Dazu zählt durchaus auch eine Schwangerschaft.

Schmerzen: Sind Sie bereits von chronischen Fußproblemen wie Rheuma betroffen? Haben Sie vielleicht eine Fußfehlstellung wie Senk-, Spreiz- oder Plattfüße oder sind Sie an Diabetes erkrankt? Dann könnten dies die Ursachen für Ihre Fußprobleme und -schmerzen sein. Des Weiteren können enge Schuhe Fußfehlstellungen hervorrufen, wie den sogenannten Hammerzeh, und möglicherweise ist sogar eine Operation notwendig. Bereits zwei Drittel der Bevölkerung klagen über Fußprobleme, von durchblutungsbedingten Schmerzen sind vor allem Frauen betroffen.

Gerade bei dauerhaften Beschwerden wird Bewegung oft vermieden, obwohl sie ausgerechnet dann guttäte – schon ist man im Teufelskreislauf gefangen! Die folgenden Übungen fördern durch eine Kräftigung die Beweglichkeit des Fußes, was rheumatischen Erkrankungen zugutekommt, und neben der Fußmobilisation wird auch das Gleichgewicht trainiert – ein wichtiger Beitrag zur Sturzprophylaxe.

Das sollten Sie beim Üben beachten:

- Tragen Sie keine zu engen Schuhe. Testen Sie vor dem Training die Zehenfreiheit. Am besten ist es, Sie üben barfuß oder tragen nur Socken, was bei einigen Übungen ratsam ist.

- Achten Sie vor allem bei Bänderdehnungen wegen der Instabilität und bei Schwindel wegen Gleichgewichtsproblemen auf einen sicheren Stand und halten Sie sich gegebenenfalls fest.

- Neigen Sie bei den Anspannungsübungen zu Krämpfen in den Füßen, beginnen Sie mit niedriger Intensität und steigern Sie sich nach und nach.

- Besonders bei kleinen Körperteilen gilt, die Übungen langsam auszuführen.

Übungsprogramm für vitale Füße

Ihre Top 7 auf einen Blick

Wahrnehmung

1. Nehmen Sie Ihre Füße wahr · · · bis 1 Min.

Mobilisation

2. Lassen Sie die Füße kreisen · · · bis 1 Min.

Kräftigung

3. Krallen Sie sich fest · · · bis ½ Min.

4. Erzeugen Sie Gegendruck · · · bis 1 Min.

5. Wippen Sie auf Zehen und Fersen · · · bis 1 Min.

Entspannung

6. Trommeln Sie mit den Füßen · · · bis 1 Min.

Achtsamkeit

7. Fühlen Sie in Füße, Beine und Gelenke hinein · · · bis 1 Min.

Wahrnehmung

Nehmen Sie Ihre Füße wahr

Das bringt's: Werden Sie Ihr eigener Fußspezialist! Mit der Zeit werden Sie Ihre Füße vertieft und Ihre Fußregionen differenzierter wahrnehmen, um beispielsweise Erholungsbedürfnisse schneller zu erkennen und ihnen schnell entsprechen zu können. Nicht zuletzt fördert diese Übung auch ein bewusstes und sicheres Stehen und Gehen.

Und so geht's

- Nehmen Sie eine aufrechte Standposition ein und lassen Sie die Arme locker hängen. Für mehr Konzentration schließen Sie am besten die Augen.
- Stellen Sie sich nun vor, Sie würden eine Reise durch Ihren Körper antreten: Beginnen Sie am Kopf und wandern Sie durch alle Körperteile bis zu Ihren Füßen. Sind Sie am Sprunggelenk angelangt, folgen die Fersen, dann wandern Sie an den Fußgewölben entlang bis nach vorn zu jedem einzelnen Zeh. Haben Sie alle Teile des Fußes wahrgenommen?
- Spüren Sie nun ganz bewusst in Ihre Füße hinein: Wie fühlen sich diese an? Haben sie genügend Bewegungsfreiraum oder sind sie eher eingeengt? Wie liegen Ihre Zehen? Wo lastet Ihr Körpergewicht hauptsächlich? Verteilt sich dieses gleichmäßig auf den Fersen und den Fußballen? Knicken Ihre Füße im Fußgelenk nach innen ein oder nach außen um?
- Zum Abschluss konzentrieren Sie sich auf Ihre Fußsohlen: Wie fest sind diese auf dem Boden? Genießen Sie das Gefühl der Erdung.

Mobilisation

Lassen Sie die Füße kreisen

Das bringt's: Durch ein entschleunigtes Kreisen der Füße steigern Sie deren Mobilität und verbessern die Durchblutung.

Und so geht's
- Nehmen Sie eine aufrechte Sitzposition ein und legen Sie die Hände locker auf den Oberschenkeln ab. Ihre Füße sind hüftbreit aufgestellt.
- Heben Sie zunächst den rechten Unterschenkel nach vorn an und beginnen Sie, mit dem rechten Fuß langsam im Uhrzeigersinn 2–3 Atemzüge lang zu kreisen.
- Wechseln Sie dann die Richtung und kreisen Sie mit dem Fuß langsam für 2–3 Atemzüge gegen den Uhrzeigersinn.
- Stellen Sie den Fuß wieder auf dem Boden ab und spüren Sie der Bewegung nach: Fühlen Sie einen Unterschied zum linken Fuß?
- Heben Sie nun den linken Unterschenkel an und führen Sie die kreisenden Bewegungen wie beim rechten Fuß durch.
- Nehmen Sie zum Schluss noch einmal ganz bewusst beide Füße wahr: Wie fühlen sie sich jetzt an? Spüren Sie noch immer einen Unterschied zwischen rechtem und linkem Fuß oder sind beide gleich? Vielleicht spüren Sie sogar ein leichtes Kribbeln, ein Zeichen dafür, dass Sie die Durchblutung angeregt haben.

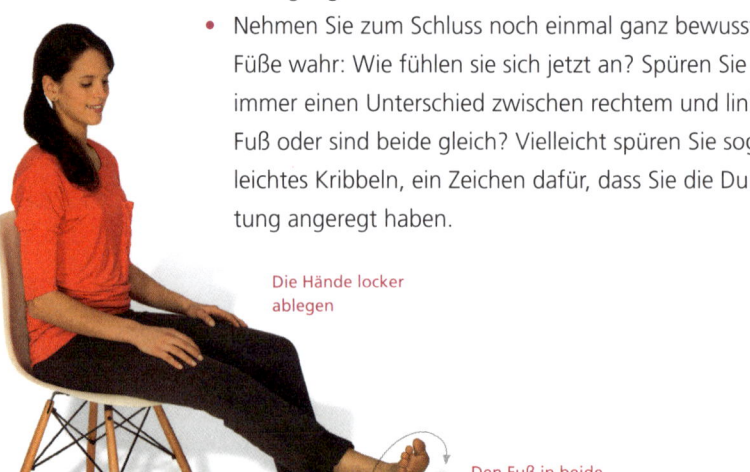

Die Hände locker ablegen

Den Fuß in beide Richtungen kreisen lassen

Kräftigung

Krallen Sie sich fest

Das bringt's: Kaum eine Übung wirkt so gezielt Durchblutungsstörungen in den Füßen entgegen wie die des Zehenkrallens. Dadurch werden Sie auch feststellen, ob Ihre Schuhe Ihren Zehen genügend Platz lassen.

Und so geht's

- Ziehen Sie möglichst Schuhe und Socken aus. Setzen Sie sich wieder aufrecht hin und legen Sie die Hände locker auf den Oberschenkeln ab.
- Heben Sie den linken Fuß vom Boden ab und konzentrieren Sie sich nun ganz auf Ihre Zehen: Stellen Sie sich vor, Sie würden mit Ihren Zehen etwas vom Boden aufheben wollen und krallen sie so fest wie möglich zusammen.
- Halten Sie die Spannung für 2–3 Sekunden und lassen Sie wieder locker.
- Als Ausgleich spreizen Sie jetzt die Zehen so weit wie möglich und ziehen Sie sie etwas nach oben. Halten Sie die Spannung wieder für 2–3 Sekunden und lassen Sie anschließend locker. Wie fühlen sich Ihre Zehen jetzt an?
- Führen Sie die Bewegung mit dem rechten Fuß durch.
- Wiederholen Sie die Übung noch 3- bis 4-mal im Wechsel. Wenn Sie merken, dass Ihnen die Übung guttut, können Sie sie in Ihrem eigenen Rhythmus durchführen.

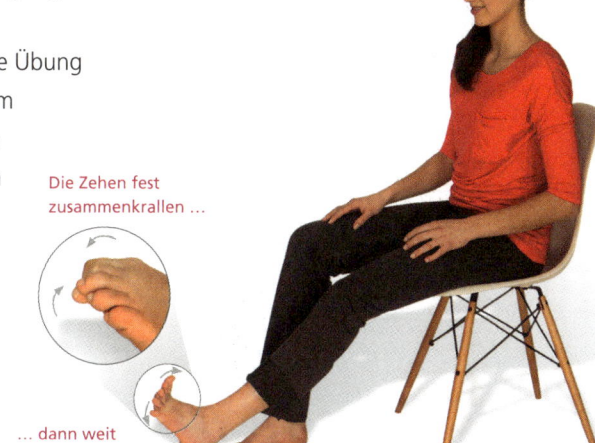

Die Zehen fest zusammenkrallen …

… dann weit abspreizen

135

Erzeugen Sie Gegendruck

Das bringt's: Mit dieser Übung aktivieren Sie die Füße und kräftigen die Fußmuskulatur. Durch den Widerstand, den jeweils ein Fuß leisten muss, wird außerdem die Wadenmuskulatur miteinbezogen und so deren Durchblutung verbessert.

Und so geht's
- Setzen Sie sich auf das vordere Drittel eines Stuhls und nehmen Sie eine entspannte Haltung ein. Die Beine sind ausgestreckt, die Fersen aufgestellt.
- Setzen Sie nun die rechte Ferse auf den linken Fuß, sodass das Gewicht des rechten Fußes gegen das obere Drittel des linken Fußes drückt.
- Leisten Sie jetzt mit den Zehen des linken Fußes Widerstand, indem Sie die Fußmuskeln anspannen und die Fußspitze des linken Fußes dabei etwas zum Körper ziehen. So bauen Sie einen sanften Gegendruck auf. Gleichzeitig werden die Wadenmuskeln aktiviert.
- Halten Sie die Spannung für 3–4 Sekunden, lösen Sie sie dann langsam auf.
  - Entspannen Sie beide Füße, indem Sie sie ausschütteln.
    - Wechseln Sie dann die Seite und führen Sie noch jeweils 3 Wiederholungen pro Seite im Wechsel aus.

Wichtig: *Beide Füße arbeiten mit einem gleich hohen Druck, sodass keine Bewegung entsteht.*

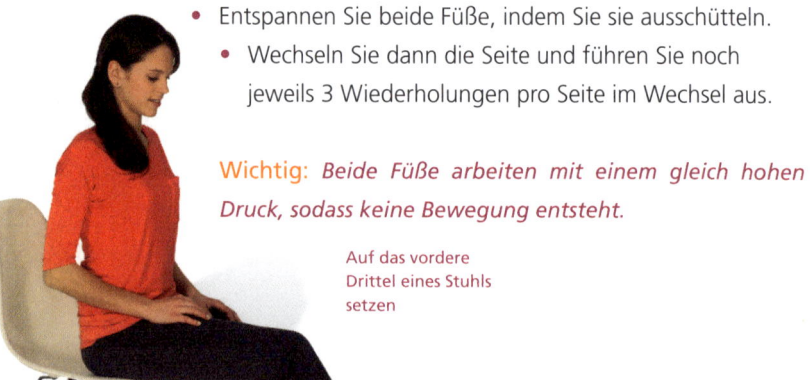

Auf das vordere
Drittel eines Stuhls
setzen

Linke Fußspitze und
rechte Ferse gegen-
einanderdrücken

Wippen Sie auf Zehen und Fersen

Das bringt's: Das Wippen auf Zehen und Fersen regt nicht nur die Durchblutung der Füße an, sondern auch die des Ober- und Unterschenkels. Außerdem schulen Sie mit dieser Übung das Gleichgewicht.

Und so geht's

- Stellen Sie sich aufrecht hin. Die Beine sind hüftbreit geöffnet, die Fußspitzen zeigen nach vorn. Um das Gleichgewicht besser halten zu können, können Sie die Arme auf Schulterhöhe zu den Seiten ausstrecken. Zusätzlich können Sie einen Punkt vor sich auf dem Boden oder an der Wand fixieren.
- Beginnen Sie nun mittels einer langsamen Wippbewegung, Ihr Gewicht auf die Fußballen und Zehenspitzen zu verlagern, sodass sich Ihre Fersen vom Boden lösen.
- Starten Sie sogleich mit der rückwärtigen Wippbewegung. Jetzt heben Sie die Fußspitzen an, sodass nur noch Ihre Fersen auf dem Boden sind.
- Sind Sie etwas geübter, können Sie auch einen Moment auf Fußspitze oder Ferse verweilen.
- Wiederholen Sie die komplette Bewegung 3- bis 5-mal.

Wichtig: *Haben Sie Probleme mit dem Gleichgewicht, können Sie sich an einer Wand oder Ähnlichem festhalten. Führen Sie die Bewegung langsam und konzentriert durch.*

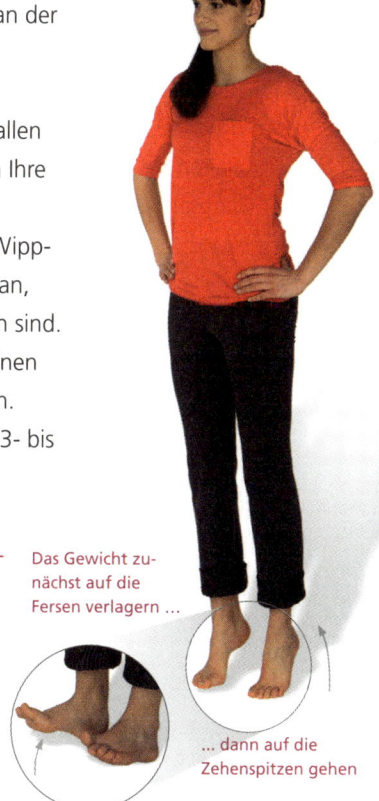

Das Gewicht zunächst auf die Fersen verlagern ...

... dann auf die Zehenspitzen gehen

Entspannung

Trommeln Sie mit den Füßen

Die Hände
können mit-
trommeln

Das bringt's: Nach den vorangegangenen Kräftigungsübungen lockern Sie jetzt die Füße. Versuchen Sie, sämtliche Nebengeräusche abzustellen, z. B. das Radio, konzentrieren Sie sich nur auf Ihren Rhythmus, den Sie vor allem mit Ihren Füßen schlagen.

Und so geht's

- Nehmen Sie eine aufrechte Sitzposition ein und legen Sie die Hände auf die Oberschenkel.
- Beginnen Sie nun, mit dem Vorderfuß in rhythmischen Bewegungen auf den Boden zu trommeln.
- Nach einer Weile wechseln Sie zu den Fersen.
- Denken Sie dabei an einen Ihnen bekannten Rhythmus oder improvisieren Sie spontan. Lassen Sie den Rhythmus von Ihrem Kopf bis in Ihre Füße fließen. Vielleicht bewegt sich Ihr Oberkörper bereits mit. Beziehen Sie ihn, neben der Trommelbewegung Ihrer Füße, in das Konzert mit ein. Wenn Sie Lust haben, setzen Sie auch Ihre Hände ein und trommeln Sie im Rhythmus leicht auf Ihre Oberschenkel. Lösen Sie sich von dem Gedanken, Sie könnten nicht im Takt sein.
- Übertragen Sie bei dieser Übung Ihre Gefühle auf die Füße. Nehmen Sie nach Beendigung des Trommelns Ihre momentane Stimmung wahr. Ist sie besser, verspüren Sie ein positives Gefühl?

Mit Fußspitzen und
Fersen rhythmisch
trommeln

Achtsamkeit

Fühlen Sie in Füße, Beine und Gelenke hinein

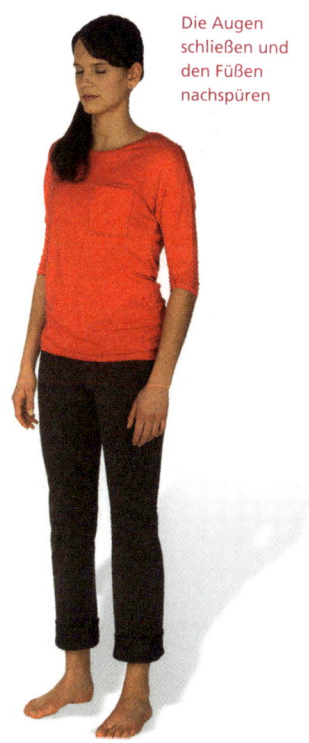

Die Augen schließen und den Füßen nachspüren

Das bringt's: Mit der abschließenden Übung stellen Sie fest, wie den oftmals wenig beachteten Füßen ein wenig mehr Aufmerksamkeit und Bewegung guttut.

Und so geht's

- Bleiben Sie noch einen Moment sitzen und versuchen Sie, sich an die erste Übung zu erinnern: Sie haben eine gedankliche Reise durch Ihren Körper gemacht, vom Kopf bis zu den Füßen.
- Rufen Sie nochmals das Gefühl ab, das Sie in Ihren Füßen zu Beginn des Programms hatten. Nehmen Sie Ihre Füße noch einmal bewusst wahr: Wie fühlen Sie sich an? Hat sich etwas verändert?
- Stehen Sie nun auf und nehmen Sie abschließend nochmals einen aufrechten Stand ein: Wie verteilt sich Ihr Körpergewicht jetzt auf den Fußsohlen? Fühlen sich Ihre Füße wärmer oder besser durchblutet an? Fühlen Sie sie jetzt bewusster als zu Beginn? Wie sieht es mit den Gelenken und Beinen aus? Spüren Sie einen Unterschied?

Übungskombis für jeden Tag

Ob nach dem Aufstehen am Morgen, nach einem anstren-
genden Tag oder einfach zwischendurch zur Mobilisation,
Kräftigung oder Entspannung – diese Übungskombinatio-
nen bieten Ihnen für jeden Anlass die perfekte Auswahl.

Ergänzen Sie Ihr Training

Die folgenden Übungskombinationen sollen Ihnen eine Orientierung und
Unterstützung im Alltag sein. Wenn Sie die vorangegangenen Übungsprogramme zu den neun Körperbereichen des Öfteren durchgeführt haben und bereits Erfahrung in den Bewegungsabläufen sammeln konnten,
fällt es Ihnen leicht, aus den folgenden Tabellen die für Sie passende Kombination auszuwählen. Je nachdem, wie viel Zeit Sie investieren können
und möchten, steht es Ihnen frei, auch mehrere Kombinationen auszuwählen und diese abwechselnd mehrmals pro Woche durchzuführen. In
jedem Fall sollen die vorgeschlagenen Programme Ihr Training ergänzen,
damit Sie mehr und mehr Fortschritte machen.

Wichtig ist auch hier, dass Sie das Prinzip und die Wirkungsweise des
Achtsamkeitstrainings verstanden haben. Denn auch die folgenden
Übungskombinationen beruhen auf den Erkenntnissen der SeKA-For-
schungsarbeit. Deshalb wird bei der Durchführung auch eine bestimmte
Reihenfolge der Übungen empfohlen.

Ganzkörperprogramm

Aktivierung von Kopf bis Fuß

Diese Kombination enthält Übungen aus allen neun Körperbereichen, also aus allen Programmen. Möchten Sie in kurzer Zeit Ihren gesamten Körper von Kopf bis Fuß aktivieren, ist dieses Programm ideal.

Während des Spazierengehens
Entspannt durch die Natur

Mit diesem Übungsprogramm können Sie sowohl entspannende als auch aktivierende Einheiten in einen Spaziergang integrieren. Sie fordern sich dabei nicht nur, sondern regenerieren zusätzlich.

Während der Gartenarbeit
Übungen ganz nebenbei

Während der Gartenarbeit werden verschiedene Körperteile besonders beansprucht. Das nachfolgend zusammengestellte Programm eignet sich bestens zur unmittelbaren Lockerung und Entlastung zwischendurch oder auch nach getaner Arbeit.

Fit vor dem PC

Neue Energie tanken

Haben Sie wieder zu lange ununterbrochen auf den Bildschirm ge-
schaut? Gönnen Sie Ihrem Körper Abwechslung, erfrischen Sie den
Geist und tanken Sie neue Energie.

Fit vor dem Fernseher

Dem Körper mal eine Pause gönnen

Etwas ungewöhnlich, aber für diejenigen, die die Werbepausen lieber für Bewegung nutzen möchten, statt sich etwas zu essen zu holen, bestens geeignet. Die Übungen sind auch während des Fernsehens durchführbar, und zwar allesamt bequem im Sitzen.

Übungen vor dem Zubettgehen

Ruck, zuck einschlafen

Eine ideale Kombination, wenn sich Ihr Körper nach einem sehr langen Arbeitstag nach Entspannung sehnt. Diese Übungen bereiten Sie ohne Anstrengung optimal auf den Schlaf vor und helfen Ihnen vielleicht, sanft einzuschlummern.

Der perfekte Start in den Tag

Tschüss dem Morgenmuffel

Fühlen Sie sich morgens eher müde und erschöpft? Kommen Sie nur sehr langsam in die Gänge? Mit diesem Programm aktivieren Sie morgens sanft Ihren ganzen Körper und geben ihm erfrischende Impulse, um fit in den Tag zu starten.

Während der Morgentoilette

Das besondere Beautyprogramm

Zähneputzen, Gesichtspflege, Haareföhnen – nutzen Sie bereits morgens die Gelegenheit, um nicht nur äußerlich frisch zu sein, sondern auch innerlich.

Beim Telefonieren
Entspannt zuhören

Gehören Sie zu den Menschen, die viel telefonieren? Dann verbinden Sie dies doch einfach mit ein paar Übungen. Weiterer Vorteil: Sie müssen dabei manchmal den Hörer auf die andere Seite wechseln und entlasten so Ihren Nacken.

Weiterführende Literatur

Wache Augen – scharfer Blick

Angart L: **Vergiss deine Brille.** Mit effektiven und gezielten Übungen zurück zur natürlichen Sehkraft. München: Nymphenburger; 2004

De Angelis D: **Ohne Brille seh ich besser.** Powervision: Das scharfsichtige Augentraining. Kirchzarten: VAK; 2007

Ostermeier-Sitkowski U: **Augentraining: Gut sehen – ein Leben lang.** Stuttgart: TRIAS; 2013

Spitzer-Nunner E, Spitzer H: **Gutes Sehen am Computer.** Ganzheitliche Entspannung für die Augen. Düsseldorf/Wien: Econ; 1994

Entspannter Kiefer – lockerer Körper

Bisges G: **Mund und Kiefer ganz entspannt.** Sanfte Hilfen bei Zähneknirschen und anderen Verspannungen: 2 Feldenkrais-Lektionen. CD. 5. Aufl. München: Kösel; 2007

Larsen C, Miescher B: **Entspannter Kiefer.** Stuttgart: TRIAS; 2010

Lichtenau B: **Feldenkrais für Gesicht und Kiefer.** Schmerzfrei, entspannt, schön. CD. Stuttgart: TRIAS; 2012

Gelöster Nacken – freier Kopf

Bisges G: **Entspannung für Schultern und Nacken.** 10 Feldenkrais-Lektionen. München: Kösel; 2011

Franklin E: **Entspannte Schultern, gelöster Nacken.** Endlich wieder schmerzfrei. Ein Übungsprogramm. 5. Aufl. München: Kösel; 2005

Höfler H: **Das tut dem Nacken gut**. Gezielte Übungen für Kopf, Hals und Schultern. München: blv; 2011

Kempf HD, Gassen M, Ziegler C: **Die neue Rückenschule: der Nacken.** Frei von Verspannung und Schmerz. Reinbek: Rowohlt Taschenbuch; 2011

Larsen C, Miescher B: **Aufrechter Nacken**, Stuttgart: TRIAS; 2009

Müller K, Kreutzfeldt A, Becker S, Schwesig R: **Nackenaktivprogramm.** Aachen: Meyer & Meyer; 2005

Trienen M, Goer M: **Nackenschule.** Sanfte Wege zur Beschwerdefreiheit. 2. überarbeitet Aufl. Wiebelsheim: Limpert; 2008

Bewegliche Schultern – großer Freiraum

Larsen C, Miescher B: **Starke Schultern**. Stuttgart: TRIAS; 2010

Lichtenau B: **Feldenkrais: Entspannter Nacken – bewegliche Schultern**. CD. 2. Aufl. Stuttgart: TRIAS; 2012

Trökes A: **Yoga für Rücken, Schultern und Nacken**. Erw. und aktual. Neuausgabe. München: Gräfe & Unzer; 2010

Freier Brustkorb – fließender Atem

Dreher-Edelmann G: **Gymnastik für die Hals- und Brustwirbelsäule**. 30 Tage mit je 7 Übungen. 4. Aufl. München: Urban & Fischer; 2008

Larsen C, Miescher B: **Beweglicher Brustkorb**. Stuttgart: TRIAS; 2010

Starker Rücken – aufrechte Haltung

Albrecht K: **Körperhaltung**. Gesunder Rücken durch richtiges Training. 2. überarbeitete Aufl. Stuttgart: Haug; 2006

Bauer O, Bauer A: **Praxisbuch funktionelle Wirbelsäulengymnastik und Rückentraining**. Teil 2: Übungen zur Kräftigung und Dehnung. Stuttgart: Neuer Sportverlag; 2011

Boeckh-Behrens WU, Buskies W: **Supertrainer Rücken**. Hamburg: Nikol; 2011

Buskies W, Demski N: **Rückenfitness: Grundlagen, Übungen, Spiele**. Wiebelsheim: Limpert; 2004

Diemer F, Sutor V: **Praxis der medizinischen Trainingstherapie I:** Lendenwirbelsäule, Sakroiliakalgelenk und untere Extremität. 2. überarbeitete Aufl. Stuttgart: Thieme; 2011

Froböse I: **Das neue Rücken-Akut-Training.** So werden Sie schnell schmerzfrei. 3. Aufl. München: Gräfe und Unzer; 2011

Grönemeyer D: **Das Grönemeyer-Rückentraining.** Für jedes Rückenproblem das individuelle Trainingsprogramm. München: Zabert Sandmann; 2009

Kempf HD (Hrsg.): **Die Neue Rückenschule**. Das Praxisbuch. Heidelberg: Springer; 2010

Larsen C, Miescher B: **Stabiles Kreuz**. Stuttgart: TRIAS; 2009

Weiß J: **Rückentraining**. Sanft die Wirbelsäule stärken. München: Compact via; 2010

Flexible Hände – reger Geist

Da Silva K: **Gesundheit in unseren Händen**. Mudras – die Kommunikation mit unserer Lebenskraft. München: Knaur MensSana; 2008

Hirschi G: **Mudras**. Die wundervolle Kraft des Finger-Yoga. München: Kailash; 2008

Kunz B, Kunz K: **Handreflexzonenmassage**. Wohltat für Körper und Geist. München: Dorling Kindersley; 2006

Larsen C, Miescher B: **Präzise Hände**. Stuttgart: TRIAS; 2010

Gesunde Beine – flotter Gang

Grifka J: **Die kleine Knieschule**. 2. Aufl. Reinbek: rororo; 2008

Höfler H, Maier J: **Das tut den Venen gut**. München: blv; 2009

Höfler H, Maier J: **Das tut den Knien gut**. München: blv; 2010

Kraska-Lüdecke K: **Bein- und Po-Training für jeden Tag**. Sportlich und knackig in kurzer Zeit. München: Compact via; 2008

Larsen C, Miescher B: **Starke Knie**. Stuttgart: TRIAS; 2009

Starke Füße – stabile Basis

Bisges G: **Immer gut zu Fuß**: 2 Feldenkrais-Lektionen. CD. München: Kösel; 2010

Larsen C: **Füße in guten Händen**. Spiraldynamik – programmierte Therapie für konkrete Resultate. 2. überarbeitete Aufl. Stuttgart: Thieme; 2006

Larsen C: **Gut zu Fuß ein Leben lang**. 3. vollständig überarbeitete Aufl. Stuttgart: TRIAS; 2007

Larsen C, Miescher B: **Gesunde Füße**. Stuttgart: TRIAS; 2009

Schewe H: **Starke Füße – da steh' ich drauf**. Schluss mit Umknicken und Verletzungen: Ihr Aktivprogramm für stabile Füße. Stuttgart: TRIAS; 2007

Sachregister

Übungen

Unsere Leseempfehlung

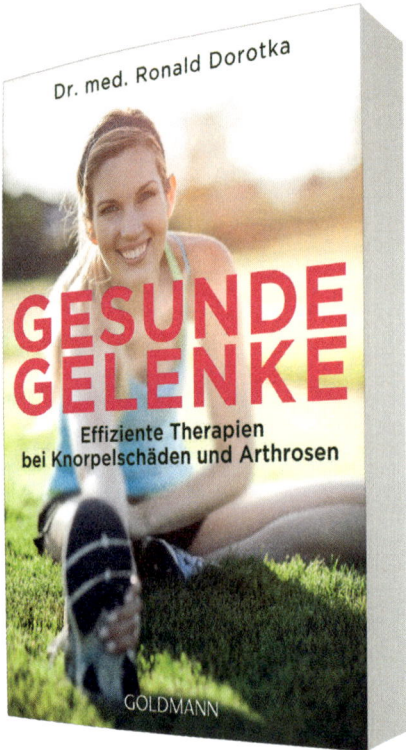

Dr. med. Ronald Dorotka

GESUNDE GELENKE

Effiziente Therapien
bei Knorpelschäden und Arthrosen

GOLDMANN

160 Seiten

Beschwerden im Kniegelenk kennen die meisten von uns, egal ob jung oder alt. Mit dem Alter nehmen schmerzhafte Gelenkeinschränkungen oftmals zu und führen zur Einschränkung der Lebensqualität. Häufig sind Veränderungen des Gelenkknorpels für die Schmerzen verantwortlich. Aber nicht jeder Knorpelschaden ist gleich zu behandeln. Der Gelenkexperte Dr. med. Ronald Dorotka gibt Aufschluss über die Ursachen und stellt die richtigen Behandlungsmethoden vor.

www.goldmann-verlag.de
www.facebook.com/goldmannverlag

G **GOLDMANN**
Lesen erleben